Deutsches Rotes Kreuz, Renate Awada und Edith Weber (Hrsg.)

Aspekte der Komplementärmedizin

Deutsches Rotes Kreuz

Deutsches Rotes Kreuz, Renate Awada und Edith Weber (Hrsg.)

Aspekte der Komplementärmedizin

von Atemtherapie bis Zen

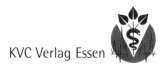

KVC Verlag Essen

Karl und Veronica Carstens-Stiftung
im Stifterverband für die Deutsche Wissenschaft
Am Deimelsberg 36
45276 Essen
Tel.: 0201/56305-0
Fax: 0201/56305-30
e-mail: m.fruehwald@carstens-stiftung.de

Deutsches Rotes Kreuz; Awada, Renate; Weber, Edith (Hrsg.)
Aspekte der Komplementärmedizin: von Atemtherapie bis Zen

Wichtiger Hinweis: Wie jede Wissenschaft ist die Medizin ständigen Entwicklungen unterworfen. Forschung und klinische Erfahrung erweitern unsere Erkenntnisse, insbesondere was Behandlung und medikamentöse Therapie anbelangt. Soweit in diesem Werk eine Dosierung oder eine Applikation erwähnt wird, darf der Leser zwar darauf vertrauen, dass Autoren, Herausgeber und Verlag große Sorgfalt darauf verwandt haben, dass diese Angabe dem Wissensstand bei Fertigstellung des Werkes entspricht. Für Angaben über Dosierungsanweisungen und Applikationsformen kann vom Verlag jedoch keine Gewähr übernommen werden. Jeder Benutzer ist angehalten, durch sorgfältige Prüfung der Beipackzettel der verwendeten Präparate und gegebenenfalls nach Konsultation eines Spezialisten festzustellen, ob die dort gegebene Empfehlung für Dosierungen oder die Beachtung von Kontraindikationen gegenüber der Angabe in diesem Buch abweicht. Eine solche Prüfung ist besonders wichtig bei selten verwendeten Präparaten oder solchen, die neu auf den Markt gebracht worden sind. Jede Dosierung oder Applikation erfolgt auf eigene Gefahr des Benutzers. Autoren und Verlag appellieren an jeden Benutzer, ihm etwa auffallende Ungenauigkeiten dem Verlag mitzuteilen. Geschützte Warennamen (Warenzeichen) werden nicht besonders kenntlich gemacht. Aus dem Fehlen eines solchen Hinweises kann also nicht auf einen freien Warennamen geschlossen werden.

ISBN 3-933351-15-4
© KVC Verlag – Karl und Veronica Carstens-Stiftung, Essen 2001
Alle Rechte, insbesondere die der Übersetzung in andere Sprachen, vorbehalten. Kein Teil dieses Buches darf ohne schriftliche Genehmigung des Verlages in irgendeiner Form – durch Photokopie, Mikroverfilmung oder irgendein anderes Verfahren – reproduziert oder in eine von Maschinen, insbesondere Datenverarbeitungsmaschinen, verwendbare Sprache übertragen oder übersetzt werden.

Umschlaggestaltung: designbüro_bungert_dolfen, Essen
Druck: Union-Betriebs GmbH, Rheinbach

Vorwort

Renate Awada
Berliner Rotes Kreuz e.V.

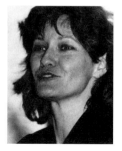

Das Deutsche Rote Kreuz als Initiator einer Veranstaltung zur Komplementärmedizin. Wie kommt denn das? Das Rote Kreuz hat auf vielfältige Weise mit Kranken zu tun: in der Hauspflege, den Krankenhäusern, Einrichtungen der stationären Altenpflege, in Beratungsstellen und Kursen. Immer wieder werden Fragen zu „alternativen" Heilmethoden gestellt, und wer genau hinhört, spürt die Sorge um verpasste Chancen einer – vielleicht humaneren? – Medizin und gleichzeitig die Unsicherheit und auch die Angst vor medizinischen Ein- und Fehlgriffen.

Wurde in den 70er Jahren noch über Politik, Gesellschaft und Establishment hergezogen, haben Party-Gespräche heute Gesundheit, Wellness und Heilmethoden zum Gegenstand.

Kollegen, Mitarbeiter, Führungskräfte – es betrifft alle: das Nachdenken um Förderung von Gesundheit, das Zusammenspiel von eigener Gesundheit und Gesunderhaltung anderer, die Ehrlichkeit und Konsequenz, mit der diesbezügliche Konzepte diskutiert und umgesetzt werden.

Um so mehr ist es in einem Verband, der auch gesellschaftlich eng mit den Themen von „Gesundheit" und „Krankheit" verknüpft ist, wichtig, diese alternativen Ansätze zu diskutieren, um Wege der Umsetzung zu finden, die für uns alle befriedigende Lösungen beinhalten. Dies soll ohne Scharlatanerie und ohne dogmatische Verhärtung geschehen, um in einem Raum von Offenheit auch konstruktiv nachdenken zu können. Dazu soll dieses Buch und ja, auch das DRK dienen.

Der vorliegende Band ist eine Dokumentation des internationalen Forums „Gesundheitsförderung mit den Mitteln der Komplementärmedizin", welches das Deutsche Rote Kreuz in Berlin in der Zeit vom 24. bis 26.Juni 1998 durchführte. Das Forum fand im Haus der Kulturen der Welt statt. Es nahmen 250 Personen daran teil. Die Vorträge wurden in eine Schriftform gebracht und zum Teil gekürzt. Die Arbeitsgruppe „Gesund im Betrieb" des Deutschen Roten Kreuzes und insbesondere Frau Edith Weber waren an der Durchführung des Forums und der abschließenden Dokumentation wesentlich beteiligt. Wir danken an dieser Stelle allen Referenten und Mitwirkenden ganz herzlich für Ihre Hilfe. Ein besonderer Dank geht an Frau Dr. Marcela Ullmann, die als Moderatorin durch die Tagung führte.

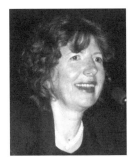

Dr. M. Ullmann

Die *Dr. Bodo Sponholz-Stiftung*, die *Fima Helixor* und die *Anthroposophische Stiftung* haben finanziell die Tagung unterstützt. Das *Generalsekretariat des Deutschen Roten Kreuzes* und die *Carstens-Stiftung* haben den Druck der Dokumentation ermöglicht. Allen meinen herzlichen Dank.

Inhaltsverzeichnis

Vorwort von R. Awada	V
Einführung von K. Burghard und B. Hübner	1
Ch. Kranich: Unkonventionelle Heilmethoden im Spannungsfeld zwischen Therapievielfalt und Patientenschutz	4
M. Bühring: Naturheilverfahren und Naturheilkunde	13
F. A. Popp: Biophysikalische Grundlagen der Naturheilkunde	28
D. Ebert: Yoga aus wissenschaftlicher Sicht	34
C. Prost: Der Mensch zwischen Himmel und Erde: Die Sicht der Traditionellen Chinesischen Medizin (TCM)	42
Ch. Binder-Fritz: Integration traditioneller Heilpraktiken in öffentliche Gesundheitsdienste am Beispiel Neuseelands	46
Ch. Ley: Heilung durch die Kombination von Schul- und Komplementärmedizin	54
Lama O. Nydal: Sterbebegleitung nach dem tibetischen Diamantweg-Buddhismus	59
D. Schubert: Von der „Stadtgesundung" zur „Gesunden Stadt"	66
M. Schneider: Gesundheitsförderung in der Arbeitswelt	75
Byong Oh Cho: Beruf und Berufung	87

K. Bandelin:
Homöopathie   92

U. Hähn:
Aufbau eines Institutes für Chinesische Medizin   99
beim DRK Kreisverband Bremen

K. Ch. Schimmel:
Zur praktischen Anwendung Klassischer Naturheilverfahren   107

W. Eberwein:
Hypnose – Methoden und Anwendung   113

I. Middendorf:
„Der erfahrbare Atem" – Unterricht und Therapie   125

J. Aschoff:
Tibetische Medizin in ihrer geschichtlichen Entwicklung
und heutigen Praxis:
Kann und darf man sie im Westen anwenden?   133

Lu Jin Chuan:
Der Ursprung der Traditionellen Chinesischen Medizin   147

B. Davies:
Geistheilung und Komplementärmedizin in England   152

G. Dandekar:
Die Gesundheitsvorsorge in der ayurvedischen Medizin   160

H. Matthes:
Grundlagen der anthroposophischen Medizin   170

O. Pecher:
Systemische Enzymtherapie   176

Weiterführende Literatur   187
Autorinnen und Autoren   195
Bildnachweis   199

Einführung

Dr. med. Klaus Burghard
Berliner Rotes Kreuz, Landesarzt

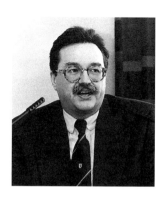

Eher ungewohnte Wege zu gehen, eher nicht alltägliche Gedanken zu verwirklichen, dies zeichnete vor genau 135 Jahren bereits den Gründer des Roten Kreuzes, den Schweizer Henri Dunant, aus. Auch diese Fähigkeiten waren und sind es, die das Rote Kreuz bis heute so lebendig erhalten haben.

In dieser Tradition stehend, ist das Rote Kreuz auch im Bereich der Gesundheitsförderung stets Neuem aufgeschlossen gewesen, ich denke dabei nur z.B. an die PEKIP-, die Prager Eltern-Kind-Gruppen, Yoga-Gruppen und andere Aktivitäten.

Damit auch weiterhin anderen Menschen umfassend Erkenntnisse aus dem Gebiet der Komplementärmedizin weitergeben werden können, wurde das Forum „Gesundheitsförderung mit den Mitteln der Komplementärmedizin" im vorliegenden Band dokumentiert, ein Forum, das mit großem Einsatz vor allem von Mitarbeitern der Zentralen Informations- und Beratungsstelle (ZIB) des Berliner Roten Kreuzes vorbereitet wurde.

Beate Hübner
Senatorin für Gesundheit und Soziales, Berlin

Als Ärztin für Physikalische und Rehabilitative Medizin bin ich davon überzeugt, dass gerade die Ansätze komplementärmedizinischer Heilmethoden in besonderem Maße die nicht zu unterschätzenden Selbstheilungskräfte vieler Patienten mobilisieren und somit im Sinne der Sekundärprävention ganz erheblich zur Verbesserung von Lebensqualität und individueller Krankheitsbewältigung beitragen können. Dies halte ich – angesichts der ständig zunehmenden Lebenserwartung der Bevölkerung und der dabei zu verzeichnenden Änderung des Krankheitsspektrums hin zu mehr chronischen Erkrankungen – für einen sehr wichtigen Gesichtspunkt, den es künftig bei allen Planungen noch wesentlich stärker zu berücksichtigen gilt.

Als Gesundheitspolitikerin trage ich Verantwortung für das gesamte Gesundheitswesen der Stadt Berlin. Dabei geht es selbstverständlich nicht um personliche Interessensgebiete, sondern darum, fachlich Sinnvolles und dem Bedarf der Bevölkerung Angemessenes jeweils mit den aktuellen Finanzierungsmöglichkeiten abzugleichen. Ich denke, es besteht ein Konsens, wenn ich in diesem Zusammenhang sage, dass alternative Heilverfahren nicht zwangsläufig für jeden Patienten den richtigen Ansatz darstellen müssen. Was ich mir allerdings wünsche ist, dass die Patienten Wahlmöglichkeiten haben, dass sie aus einer Palette qualifizierter Angebote innerhalb eines notwendigerweise begrenzten Rahmens das für sie Passende auswählen können. In Berlin ist die dafür erforderliche Vielfalt der Angebote erst in Ansätzen vorhanden (dazu zählen z.B. die Angebote der niedergelassenen Kolleginnen und Kollegen für Homöopathie und Naturheilverfahren, der Klinik für anthroposophische Medizin und einiger spezialisierter Krankenhausabteilungen). Ein besonderes Anliegen ist es mir daher, die Wahlmöglichkeiten für die Patienten durch die Etablierung einer Klinik mit dem Schwerpunkt der Traditionellen Chinesischen Medizin weiter auszubauen und zu bereichern.

Wichtig ist mir ein Beitrag zur Klärung der Frage, in welchem Maße und in welcher Form Methoden der Komplementärmedizin aus anderen Kulturkreisen sinnvoll auf Berliner Verhältnisse zu übertragen sind. In der Diskussion sollte aber nach meiner Überzeugung eines immer im Vordergrund stehen, und das ist der persönliche Nutzen zum Wohle der Patienten.

Unkonventionelle Heilmethoden im Spannungsfeld zwischen Therapievielfalt und Patientenschutz

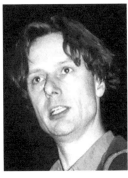

Christoph Kranich
Verbraucherzentrale Hamburg e.V.

Die unkonventionellen Heilmethoden – wissenschaftlich werden sie meist als „Komplementärmedizin" bezeichnet, im Sozialgesetzbuch heißen sie „Besondere Therapierichtungen" – stehen von mehreren Seiten im Kreuzfeuer, im Schnittpunkt zwischen Erwartung:

- Viele Patienten erhoffen sich von ihnen die sanfte Heilung; manchen erscheinen sie gar als der letzte Strohhalm, zum Beispiel, wenn die aggressiveren Therapien der sogenannten Schulmedizin ausgereizt sind.
- Etliche naturheilkundlich orientierte Ärzte und natürlich die Heilpraktiker spekulieren auf einen neuen Wachstumsmarkt jenseits der gedeckelten Budgets der gesetzlichen Krankenversicherung.
- Die Hersteller der „sanften Medizin" wollen Gewinn machen, wie jede andere Firma auch.
- Auf der anderen Seite stehen die Vertreter der naturwissenschaftlich orientierten Medizin, die alles für unmöglich halten, dessen Wirkungsweise sie nicht verstehen.

- Aber auch die Lobby der chemischen Industrie geht auf die Barrikaden, denn die Medikamente und Methoden der Komplementärmedizin sind meist preiswerter und eignen sich seltener zum großen Geldverdienen.
- Und nicht zuletzt gibt es auch Patienten, die den Hoffnungen, Versprechungen und Träumen der chemisch-technischen Hochleistungsmedizin blind folgen und allem anderen misstrauen.

Forderungen aus Patientensicht

Aus dem Blickwinkel von Patienten darf es aber nicht um Ideologie gehen. Auf ihrem Rücken darf kein abstrakter Wissenschafts- und Methodenstreit ausgetragen werden. Kranke wollen gesund werden, und wenn das nicht mehr geht, wollen sie wenigstens die bestmögliche Lebensqualität so lange es geht. *Gib dem Leben Jahre – aber gib auch den Jahren Leben!* könnte man plakativ sagen. Das erste dieser beiden Ziele verspricht eher die Schulmedizin, für die Hoffnung auf das zweite stehen vielleicht mehr die „Besonderen Therapierichtungen".

Aus Patientensicht stehen die Besonderen Therapierichtungen zwischen zwei Polen: Therapiefreiheit und Therapievielfalt auf der einen Seite, Patientenschutz auf der anderen.

Therapiefreiheit und -vielfalt sind aus verschiedenen Gründen wichtig:
- Ärztliche oder allgemein heilende Tätigkeit kennt keinen einmal festlegbaren Kanon des Sinnvollen und Wirksamen, sondern entwickelt sich ständig weiter.
- Das würde selbst dann gelten, wenn Medizin nur Wissenschaft oder nur Handwerk wäre – auch diese Disziplinen entwickeln sich ständig weiter. Aber Medizin ist nicht nur Wissenschaft und Handwerk, sondern auch Erfahrungshandeln, und sie enthält gewiss auch ein bisschen

Kunst und Intuition – gerade in den komplizierten Fällen, bei denen die Vertreter der üblichen Medizin ihre Hilflosigkeit mit den schönen Worten „endogen" oder „idiopathisch" verschleiern.

Der Patientenschutz ist aber nicht weniger bedeutsam. Auch wieder aus mehreren Gründen:
- Wo Hoffnungen blühen, wo Leidensdruck herrscht, da lässt sich trefflich verdienen. Und die Landschaft der „alternativen Medizin" kennt nicht wenige Felder und auch Personen, die diesen Verdacht auf sich ziehen.
- Der Schutz vor Scharlatanen muss hier auch deshalb besonders groß geschrieben werden, weil kaum ein Bereich theoretisch so wenig eindeutig rational verstehbar ist wie das große Feld der Besonderen Therapierichtungen. Zum Beispiel Bachblüten, Anthroposophische Medizin oder Homöopathie: Das wirkt irgendwie; aber *was* da wirkt, da gehen die Meinungen extrem auseinander. Ist es die Lebenskraft der Pflanze? Ist es die Information, die auf geheimnisvolle Weise in die Trägersubstanz übergegangen ist? Ist es die Droge Arzt? Darüber wird sich noch hundert Jahre streiten lassen – und das lohnt sich auch, wenn die Medizin wirkt und hilft.

Notwendige Kriterien

Wie sollen wir entscheiden, was in diesem großen Feld vor allem aus Patientensicht akzeptabel ist und was nicht? Ich schlage zwei verschieden enge bzw. weite Kriterien vor – beide müssen natürlich nicht nur für die Besonderen Therapierichtungen, sondern ebenso auch für die sogenannte Schulmedizin gelten:

Das erste Kriterium, eigentlich ein Kriterienpaar, soll gelten für die Zulassung von Arzneimitteln und Behandlungsmethoden.

Zugelassen werden sollte
(a) alles, was nicht schadet,
(b) sowie alles, bei dem der mögliche Nutzen das potentielle Risiko deutlich überwiegt.

Etwas engere Kriterien sollten für das gelten, was wir über den Krankenkassenbeitrag bezahlen:
(c) In der solidarischen Finanzierung durch die GKV sollten nur Medikamente und Methoden Platz haben, bei denen darüber hinaus auch noch *der Nutzen in einem vernünftigen Verhältnis zu den Kosten* steht.

Beide Kriterienpaare leiden darunter, dass die notwendigen Abwägungen – die zwischen Nutzen und Risiko sowie die zwischen Nutzen und Kosten – in einen Methodenstreit zwischen der naturwissenschaftlichen Medizin und der Komplementärmedizin geraten sind. Wenn die „sanfte Medizin" weiter überleben soll, müssen Unbedenklichkeit und Wirksamkeit so ermittelt werden, dass nicht eine veraltete Naturwissenschaft das Messer führt, sondern eine wirkliche wissenschaftliche Forscherhaltung, die auch das für möglich hält, was sich dem materialistisch messenden und analysierenden Blick verbirgt. Alles andere ist bloße Holzhammer-Methode. Denn schließlich ist die eigentliche Naturwissenschaft, etwa die Physik, sehr viel weiter als die Medizin der 90er Jahre: Wenn ich das damals in der Schule richtig verstanden habe, ist es in der Physik seit den 20er Jahren ein Gemeinplatz, dass die Materie längst nicht so dicht und verlässlich ist, wie es im 19. Jahrhundert angenommen wurde. Sogar von Physikern war das Wort „Geist" zu hören. Diese Verunsicherung der exakten Naturwissenschaft scheint sich aber noch nicht bis in die letzten Ausläufer ihrer Anwendung, wie die universitäre Medizin, herumgesprochen zu haben.

Grundsatz muss beim Umgang mit den Besonderen Therapierichtungen sein, dass nicht pseudowissenschaftliche Dogmatik im Sinne eines

„Was nicht sein kann, das nicht sein darf" die Kriterien abgibt, sondern dass jede Methode und Richtung – die Schulmedizin genauso wie die „Alternativen" – mit einer wirklich wissenschaftlichen Haltung betrachtet werden. Das heißt: unvoreingenommen und lernbereit, dabei aber auch skeptisch gegenüber allen Intentionen, die sich nicht am Wohl des Patienten orientieren.

Die Situation der gesetzlich Versicherten

Die gesetzlichen Krankenkassen müssen die Kosten für das medizinisch Notwendige und Zweckmäßige übernehmen – was üblicherweise mit dem durch die Schulmedizin wissenschaftlich Anerkannten gleichgesetzt wird. Diese Gleichsetzung gerät jedoch zunehmend ins Kreuzfeuer der Kritik. Seit dem 2. Gesetz zur Neuordnung der Krankenversicherung (NOG) sind für die Anerkennung durch den zuständigen Bundesausschuss die wissenschaftlichen Erkenntnisse *innerhalb der jeweiligen Therapierichtung* maßgebend.

Aus dem Bereich der alternativen Medizin werden Homöopathie, Phytotherapie und Anthroposophische Medizin als Besondere Therapierichtungen im Sozialgesetzbuch ausdrücklich erwähnt. Dies gilt auch für die innerhalb dieser Therapierichtungen gebräuchlichen Arzneimittel, jedenfalls soweit sie zugelassen sind. Weitere sogenannte neue Untersuchungs- und Behandlungsmethoden können durch Richtlinien zugelassen werden. Für die Schmerztherapie haben sich Sonderregelungen herausgebildet, z.B. wird Akupunktur von den Kassen in aller Regel übernommen.

Darüber hinaus kann sich der Patient auf die Rechtsprechung des Bundessozialgerichts berufen, die in den vergangenen Jahren verschiedene Grundsätze aufgestellt hat. Danach muss die Krankenkasse die Kosten für einen Behandlungsversuch mit alternativen Heilverfahren übernehmen, wenn für die entsprechende Krankheit keine allgemein anerkannte Therapie existiert (z.B. bei Krankheiten, die die Schulmedizin als unheilbar betrachtet, wie Krebs, Multiple Sklerose, AIDS), wenn die anerkannten Behandlungsmethoden nicht vertragen wurden oder wenn über einen längeren Zeitraum sämtliche Bemühungen der Schulmedizin nicht geholfen haben.

Die Rechtsprechung lässt somit bisher noch viele Fragen offen. Insbesondere wird nichts darüber ausgesagt, wie lange man zuerst in schulmedizinischer Behandlung gewesen sein muss und wie oft bzw. in welchen Abständen eine alternative Therapie auf Kosten der Krankenkasse wiederholt werden darf. Diese Fragen müssen oft in mühsamen Auseinandersetzungen mit den Krankenkassen ausgefochten werden.

Außerdem darf die Rechtsprechung nicht dahingehend missverstanden werden, dass jetzt auch die Behandlung durch *Heilpraktiker* erstattet würde. Die Krankenkassen sind grundsätzlich nur zur Kostenübernahme für die Behandlung bei einem *Vertragsarzt* (früher: Kassenarzt) verpflichtet.

Zunehmende Bedeutung für den Bereich der Alternativen Heilmethoden erhält der neue Wettbewerb unter den Krankenkassen, der dazu führt, dass sich Krankenkassen auch in ihrem Leistungsspektrum unterscheiden können. Bereits jetzt zeigen sich einige Krankenkassen gegenüber der Behandlung mit alternativen Heilmethoden aufgeschlossener als andere. Das heißt jedoch nicht, dass man sich als Versicherter in einer dieser Krankenkassen jetzt problemlos bei jedem beliebigen Arzt auf Krankenversichertenkarte naturheilkundlich behandeln lassen kann. Für die meisten alternativ-medizinischen Leistungen ist gar keine Abrechnungsposition im Gebührenkatalog der gesetzlichen Krankenkassen (EBM) vorgesehen, so dass nur eine nachträgliche Kostenerstattung in Frage kommt. Dabei machen die genannten Krankenkassen Unterschiede bei den Behandlungsmethoden, die anerkannt werden, und in Bezug auf die Höhe des erstatteten Arzthonorars. Außerdem gibt es möglicherweise Einschränkungen bei der Wahl des Arztes, wenn die Krankenkasse nur mit bestimmten Ärzten Verträge abgeschlossen hat. Da dies bereits in der Vergangenheit mehrfach zu Missverständnissen geführt hat, empfehlen wir, sich zunächst den genauen Leistungskatalog sowie ggf. eine Liste der Ärzte, mit denen ein entsprechender spezieller Vertrag besteht, aushändigen zu lassen.

Aber auch bei den übrigen Krankenkassen kann es sich lohnen, sich vor Beginn einer geplanten Behandlung mit alternativen Behandlungsmethoden nach einer Kostenübernahme zu erkundigen. Die meisten Krankenkassen haben interne Richtlinien, welche Heilmethoden unter welchen Bedingungen bezahlt werden.

Die Situation der Privatversicherten

Grundsätzlich sind die Probleme Privatversicherter ähnlich wie die von Mitgliedern der gesetzlichen Krankenversicherung. Allerdings haben sie die Möglichkeit, selbst zu entscheiden, welche Leistungen sie versichern wollen. Maßgeblich ist der Versicherungsvertrag, d.h. die Tarife, die man wählt, in Verbindung mit den allgemeinen Versicherungsbedingungen (MB/KK = Musterbedingungen Krankheitskosten). Zahlreiche Privatversicherer kommen dem Bedürfnis nach alternativen Behandlungen entgegen, indem sie Tarife anbieten, die z.B. die Erstattung von Heilpraktiker-Behandlungen vorsehen. Hierbei ist jedoch folgendes zu beachten:

- Nicht alle alternativen Heilmethoden sind erstattungsfähig, sondern in der Regel nur die im Gebührenverzeichnis der Heilpraktiker (GebüH) enthaltenen Leistungen.
- Dieses Gebührenverzeichnis lässt für die einzelnen Abrechnungspositionen einen Spielraum zwischen Mindest- und Höchstsatz, während einzelne Versicherer nur den Mindestsatz übernehmen.
- Trotz tariflicher Leistungszusage existiert auch bei den privaten Kran-

kenversicherungen eine sogenannte Schulmedizin-Klausel (§ 4 Pkt. 6 MB/KK). Nachdem der Bundesgerichtshof diese Klausel vor einigen Jahren in ihrer damaligen Fassung für rechtswidrig erklärt hat, beeilten sich die privaten Krankenversicherer, Neuformulierungen zu finden. Neben den auch von der Schulmedizin überwiegend anerkannten Behandlungsmethoden sollen jetzt auch Methoden bezahlt werden, die sich in der Praxis als ebenso erfolgversprechend bewährt haben. Dafür argumentiert man jetzt zunehmend mit § 5 MB/KK, der dem Versicherer die Möglichkeit gibt, seine Leistungen zu reduzieren, wenn die Heilbehandlung nicht medizinisch notwendig war.

Immerhin gibt es unter den über 50 privaten Krankenversicherern einige wenige Unternehmen, die rechtsverbindlich in ihren Tarifen festgelegt haben, dass bei ihnen die Schulmedizin-Klausel nicht zur Anwendung kommt und die einen umfassenden naturheilkundlichen Leistungskatalog anbieten.

Einige Versicherer bieten inzwischen auch Zusatz-Versicherungen zur gesetzlichen Krankenversicherung an, die Behandlungen bei Heilpraktikern und naturheilkundlichen „Privatärzten" übernehmen. Es sind aber auch hier die gleichen rechtlichen Hürden zu beachten, die für die private Vollversicherung beschrieben wurden.

Wenn Sie auf eine Behandlung mit alternativen Heilmethoden Wert legen, erscheint es bei der derzeitigen Situation ratsam, sich vor Abschluss einer privaten Krankenversicherung von einem unabhängigen Experten beraten zu lassen, der die Feinheiten in den Tarifen sowie die unterschiedliche Erstattungspraxis kennt. Allgemein lassen sich drei Kriterien nennen, die einen guten Versicherer für alternative Heilmethoden auszeichnen:

- Er erstattet alle Positionen des Gebührenverzeichnisses der Heilpraktiker (GebüH) bis zum jeweiligen Höchstsatz.

- Er erstattet alle Heilmethoden, die im Leistungsverzeichnis der Hufelandgesellschaft für Gesamtmedizin aufgeführt sind.
- Für ihn sind Heilpraktiker und Ärzte gleichberechtigt.

Wie wehrt man sich?

Angesichts der zahlreichen Unklarheiten verwundert es nicht, dass es im Einzelfall immer wieder zu Streitigkeiten kommt.

- Bei Streitigkeiten mit der privaten Krankenversicherung müssen Sie klagen: bei einem Streitwert ab 10.000 Mark beim Landgericht, unterhalb dieser Summe beim Amtsgericht. Sie müssen die Klage innerhalb von sechs Monaten einreichen, wenn das Ablehnungsschreiben eine entsprechende Belehrung enthält; andernfalls haben Sie vom Ablauf des Jahres an zwei Jahre Zeit.
- Gegen einen ablehnenden Bescheid der gesetzlichen Krankenkasse legen Sie zunächst Widerspruch ein (Achtung: Widerspruchsfrist = ein Monat). Führen Sie auf, welche schulmedizinischen Behandlungsversuche Sie bereits ohne Erfolg unternommen haben und ob sich die Erkrankung seit der alternativen Behandlung eventuell schon gebessert hat. Ihr Antrag auf Kostenübernahme wird nun von einem Widerspruchsausschuss erneut geprüft. Bei erneuter Ablehnung bleibt Ihnen noch die Möglichkeit, beim Sozialgericht gegen die Krankenkasse zu klagen. Von Vorteil sind hier relativ niedrige Gerichtskosten, Sie benötigen auch keinen Anwalt. Sie haben dazu wieder einen Monat Zeit.

Viele zur Zeit noch offene Fragen im Zusammenhang mit alternativen Heilverfahren werden sich nur mit Hilfe von Patienten klären lassen, die bereit sind, notfalls einen Musterprozess zu wagen.

Naturheilverfahren und Naturheilkunde

Prof. Dr. Malte Bühring
Freie Universität Berlin, Lehrstuhl für Naturheilkunde
und Krankenhaus Moabit,
Chefarzt der IV. Inneren Abteilung – Naturheilweisen

Zur Geschichte

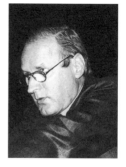

Die Terminologie und die Begriffe der heute allgemein anerkannten Naturheilkunde stammen aus der Mitte des vorigen Jahrhunderts. Für die praktische und die theoretische Medizin war es eine spannungsgeladene Zeit. In Europa trennte man sich gerade von dem Konzept der Humoralpathologie, einer vitalistischen Deutung von Krankheit und der Irritationslehre des schottischen Arztes John Brown (1735–1788). Heftige Auseinandersetzungen beschäftigten sich mit dem Sinn oder Unsinn von Homöopathie, die elektrischen Kuren des Franz Anton Messmer hatte man gerade hinter sich gelassen.

In dieser Zeit prägte das homöopathische Lager den Begriff einer Schul- oder Staatsmedizin mit allen negativen Bedeutungen, welche man sich in diesem Zusammenhang vorstellen kann. Es war eine Medizin, „weit weg von der Wirklichkeit des kranken Menschen" (zit. n. Windeler, 1992). Diese Schule hatte aber gerade ihren großen Siegeszug begonnen, und nur dieser Schule verdanken wir die gewaltigen medizinischen Fortschritte der vergangenen 150 Jahre.

Naturheilkunde geriet mit ihrer gesamten Thematik in diesen unglücklichen Streit, teilweise hat sie sich hiervon immer noch nicht erholt. Oft waren es medizinische Laien, welche einzelne Behandlungsmethoden noch einmal mit neuen Ideen und neuem Charisma aufgriffen und zunächst mehr im Volke als in der Ärzteschaft propagierten. In der Bevölkerung wurden sie mit großem Interesse aufgenommen und liebevoll tituliert, so der „Turnvater" Friedrich Ludwig Jahn (1778-1852), der „Wasserdoktor" Sebastian Kneipp (1821-1897), der „Lichtarzt" Arnold Rikli (1823-1904), der „Lehmpastor" Emanuel Felke (1856-1926) und der „Kräuterpfarrer" Johann Künzle (1847-1945); die offizielle medizinische „Schule" war in der Regel zunächst sehr reserviert (Übers. b. Jütte, 1996).

In einer ideologischen Auseinandersetzung ging es weniger um ihre therapeutischen Methoden – diese waren damals noch allgemeiner Standard auch an den Universitäten und in den großen Kliniken der damaligen Zeit – sondern um die Idee und das Ideal einer natürlichen und naturgemäßen Behandlung, welche die „Natur" eines Menschen anregen soll, dass sie aus eigener Kraft ihre Gesundheit erhält oder zurückgewinnt. Diese Behandlung sah sich im Gegensatz zu einer Therapie, welche Gesundheit von außen und mit künstlichen Methoden manipuliert; statt einer „natürlichen" sah sie eine Kunstheilung, statt autonom war dieser Prozess fremdbestimmt und heteronom.

Inzwischen gehen „Schulmedizin" und Naturheilkunde wieder aufeinander zu. Die postmaterialistische Gesellschaft fragt zunehmend nach einer Sinnhaftigkeit von Lebenszusammenhängen und nach dem Sinn einer Krankheit bzw. einer Therapie. In den exakten Naturwissenschaften – weniger noch in der modernen Medizin – wird zunehmend auch Geisteswissenschaft eingefordert, bedeutende Autoren beschäftigen sich auch wieder mit Naturphilosophie (z.B. G. und H. Böhme, 1996; Meyer-Abich, 1997).

Die Methoden

Die wichtigsten Naturheilmittel und Naturheilverfahren sind in Tabelle 1 zusammengestellt. Es handelt sich um Substanzen, Zustände und Prozesse aus der natürlichen Umwelt, welche zur Therapie, zur allgemeinen Pflege, aber auch zur Prävention und Rehabilitation eingesetzt werden. Wir bezeichnen sie als die klassischen Naturheilverfahren. Häufig betrachten wir sie als einen Stimulus, als einen „heilsamen" Reiz, welcher den Organismus zu einer Gesundung aus eigener Kraft anregen kann.

Hydrotherapie	Behandlung mit warmem und kaltem Wasser (Warm- und Kaltreize)
Balneotherapie	überwiegend Anwendung ortsgebundener natürlicher Heilquellen, Heilgase, Peloide
Klimatherapie	z.B. Aufenthalt im Schonklima, in der Höhe, an der See (Thalassotherapie)
Thermotherapie	Behandlung mit Wärme und Kälte, auch systemische Überwärmungen und Fieber
Elektrotherapie	Einsatz apparativer Methoden mit verschiedenen Stromformen und Frequenzbereichen
Bewegungstherapie	allgemeine körperliche Aktivität, Spiel und Sport passive und aktive Krankengymnastik Massage, manuelle Medizin

Phytotherapie	tradierte Kräuterheilkunde auf der Basis alter Nosologien Volksmedizin und Herbalismus Moderne Pharmakognosie und Pharmakokinetik kontrollierte klinische Studien
Ernährungstherapie	nutritive Gesichtspunkte im Sinne einer Ernährungsmedizin konstitutionelle Einflussnahme und „Umstimmung" durch spezielle Diäten den Darm sanierende Diäten bei der Interpretation des Gastrointestinaltraktes als „Irritationszentrum" und als Teil des Immunsystems therapeutisches Fasten
Ordnungstherapie	an Naturheilkunde orientierte Hygiene, Gesundheitspädagogik und Prävention Vorgabe einer „natürlichen" Ordnung körperorientierte Psychotherapie, kleine Psychagogik künstlerische Therapie

Tabelle 1: Die wichtigsten „klassischen" Naturheilverfahren

Prinzipiell werden diese klassischen Naturheilverfahren von der sogenannten Schul- oder Hochschulmedizin anerkannt. Die wissenschaftliche Grundlagenforschung zum theoretischen Verständnis und zur Plausibilität dieser Behandlungen sowie die klinische Evaluation zum Nachweis eines medizinischen Nutzens können überwiegend als ausreichend oder befriedigend bezeichnet werden.

Unterschiedliche Meinungen bestehen über den Stellenwert einzelner Behandlungsmethoden. Engagierte Naturheilkundler merken an, dass „Schulmedizin" die Möglichkeiten ihres Faches nicht ausreichend nutzt. Sie nennen eine Vielzahl denkbarer klinischer Indikationen, bei welchen die medizinische Versorgung wirksamer und häufig auch preisgünstiger gestaltet werden könnte.

Häufig gehen sie noch weiter: Sie weisen auf zahlreiche Gelegenheiten hin, bei welchen Erfahrungen aus der Naturheilkunde auch Beiträge zu einer persönlichen Hygiene und einem gesunden Lebensstil liefern könnten (s. Ordnungstherapie in Tabelle 1). Sie weisen auf ihr umfangreiches Angebot zu einer Selbsthilfe und auf die Möglichkeiten ihrer Methoden in der Prävention und der Rehabilitation.

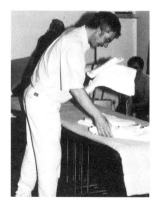
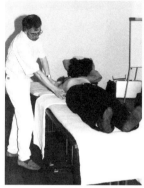

Dr. R. Stange, Krankenhaus Moabit, demonstriert das Anlegen von Wickeln

Das Verhältnis zu der sogenannten Schulmedizin und die Abgrenzung von den Außenseitern

Es wurde bereits angemerkt, dass die Inhalte von Tabelle 1 im allgemeinen Sprachgebrauch als die klassischen Naturheilverfahren bezeichnet werden. „Klassisch" weist auf die Jahrhunderte und Jahrtausende alte Tradition und auf die allgemeine Anerkennung in der modernen Medizin.

An manchen Stellen bestehen fließende Übergänge zwischen Methoden der Naturheilkunde und der Schulmedizin, aber auch zwischen Naturheilkunde und der alternativen Medizin, Tabelle 2 gibt dazu eine Übersicht.

Der Naturheilkunde nahestehende „Schulmedizin"	Sporttherapie, Ernährungsmedizin, psychosomatische Medizin
Klassische Naturheilkunde Inzwischen anerkannte „Außenseiter"	Neuraltherapie, Manuelle Medizin
Von der „Schule" verlassene Methoden	Aderlass, Blutegel, Schröpfen Reizkörpertherapien, Fieberbehandlungen
Unkonventionelle Therapien mit einer abnehmenden Plausibilität	Akupunktur, Qi Gong, Yoga und weitere Therapien aus fernöstl. Kulturkreisen Homöopathie u.ä. Methoden (als gut organisierte Therapie mit psychischen Wirkungen) Sauerstoff- und Ozontherapie (mit zumindest vorstellbaren Wirkmechanismen)
Extrem fragwürdige Methoden	z.B. Bioresonanztherapie, Elektroakupunktur n. Voll, Irisdiagnostik

Tabelle 2: Wertung und Einordnung unterschiedlicher therapeutischer Verfahren (aus der Sicht eines „Schulmediziners")

Von einer sehr großen Bedeutung für ihr Selbstverständnis und für die wissenschaftliche Akzeptanz von Naturheilverfahren (z.B. in der universitären Medizin und im öffentlichen Gesundheitssystem) ist eine sorgfältige Abgrenzung zu diagnostischen und therapeutischen Methoden, welche auch bei einer aufgeschlossenen und gutwilligen Prüfung als fraglich bis dubios erscheinen müssen. Es handelt sich um Verfahren mit unglaubwürdigen theoretischen Grundlagen oder pseudowissenschaftlichen Erklärungsmodellen, welche den medizinischen Laien teilweise durchaus imponieren und auch manchen Arzt zunächst beeindrucken. Häufig stützen sich diese Verfahren auf Begriffe und stark vereinfachte Ergebnisse der modernen Physik bzw. Mathematik (z.B. Quantenphysik, Kybernetik und Chaostheorie), auf unzulässig vereinfachte Konzepte tradierter Ethnomedizin (z.B. „entgiftende" Therapien und verschiedene Vorstellungen zur „Energie" einzelner Behandlungen) oder auf eine sehr oberflächliche Esoterik des modernen New Age. An der gelegentlichen Wirksamkeit solcher Behandlungen ist nicht zu zweifeln, trotzdem bestehen einige grundsätzliche Bedenken:

1. Insbesondere ist den jetzt angesprochenen medizinischen Richtungen vorzuwerfen, dass sie sich in der Regel kaum oder nur sehr mangelhaft um Nachweise einer klinischen Wirksamkeit ihrer Behandlungen bemühen. Dies gilt insbesondere für Methoden, welche den Patienten gesundheitlich belasten können oder welche ihn finanziell außergewöhnlich beanspruchen (zahlreiche apparative diagnostische Methoden und Behandlungen, kommerziell gut organisierte Sauerstoff-Kuren, Vitalstoffe, u.a.m.).
2. Mit unzureichend geprüften Methoden werden neurotische Ängste mancher Patienten intensiviert, wenn z.B. eine Amalgamintoxikation oder Umweltvergiftung durch eine äußerst fragwürdige Diagnostik „bestätigt" werden. Oft schließen sich teure und aufwendige Behandlungen an eine solche Diagnostik an.
3. Häufig besteht die Situation einer Guru-Medizin, in welcher der Patient in eine gewisse Abhängigkeit von seinem Therapeuten geraten kann. Der bewusste und selbständige Umgang mit einer Erkrankung wird hierdurch auf keinen Fall gefördert.
4. Allgemeine ethische Bedenken beschäftigen sich mit der Sorgfaltspflicht und der berechtigten Forderung an den Arzt, seine Behand-

lungsmethoden selbst zu durchschauen und mit einem anerkannten Konzept anzubieten. Hier besteht die berechtigte Forderung nach einer intellektuellen Redlichkeit in der Diskussion zu den Wirkungsmechanismen und zur Aufklärung eines Patienten.

Zu einer speziellen Nosologie und Anthropologie in der Naturheilkunde

Naturheilkunde hat den modernen Trend in der Medizin zu einer immer feiner differenzierenden Diagnostik und einer sehr speziellen Therapie einzelner nosologischer Entitäten nicht mitvollzogen (bzw. nicht mitvollziehen können). Die moderne Medizin beschränkt sich bewusst auf objektiv messende und wägende Methoden, sie bleibt dem dualistischen Weltbild und der positivistischen Philosophie in der Wissenschaft verpflichtet. Kritiker bezeichnen sie deswegen als eine physikalistische Medizin.

Hingegen versucht Naturheilkunde, größere Zusammenhänge und übergreifende Prinzipien einzelner Erkrankungen sowie individuelle Besonderheiten ihrer Patienten zu erkennen und zu berücksichtigen (Bühring, 1998a). Einen wichtigen Beitrag leistet Naturheilkunde mit Modellen und Vorstellungen zur Konstitution eines Menschen. Aus dieser werden individuelle Empfindlichkeiten und Krankheitsbereitschaften, die sogenannten Diathesen und Dispositionen abgeleitet.

Mit Konstitution verbindet sie somatische, trophische, physiologische und psychologische Besonderheiten eines Patienten. Im wesentlichen sind diese durch Erbanlagen und Einflüsse aus der Umwelt bedingt. Aus der besonderen Konstitution eines Patienten ergeben sich Möglichkeiten zu einer individualisierenden Therapie. Mit dem Begriff einer Diathese ergeben sich Richtlinien zu einer individuell angemessenen Hygiene und einem angemessenen Lebensstil – dieses auch im Sinne einer präventiven Maßnahme.

Konstitutionelle Besonderheiten werden mehr mit einer intuitiven Wahrnehmung als mit exakt messenden Methoden erfasst. Damit entziehen sie sich in einem gewissen Umfang den modernen wissenschaftlichen Analysen. Wichtige Parameter sind z.B. das „Warme" oder das „Kalte", das „Labile" oder das „Starre", das „Füllige" oder das „Leere" eines Menschen – in gewissem Sinne auch einer Krankheit. Der prinzipiell aufnahmebereite und empfindungsfähige, intuitiv begabte Arzt mit Möglichkeiten zu einer objektiven Empathie kommt mit solchen Betrachtungen seinem Patienten häufig wohl näher als eine nur messende und wägende, ausschließlich um Ratio und Objektivität bemühte Medizin.

Am leichtesten fällt es dem bisher unvorbereiteten Leser wahrscheinlich, zwischen einem mehr „warmen" und einem mehr „kühlen" Typ zu unterscheiden, wobei Wärme und Kälte nicht nur physikalisch definiert werden. Auf einer physiologischen Ebene ist Wärme auch ein Anteil der Kreislaufregulation, auf einer metabolischen Ebene ist sie „Verdauungskraft" eines Menschen, auf einer immunologischen Ebene ist sie „Abwehr", auf einer seelischen Ebene entspricht ihr das Cholerische Temperament. Ihr steht das „Kalte", das „Starre", das „Verhärtete" und das „Sklerotische" eines Menschen und einer Krankheit gegenüber.

Beispiele einer an Konstitution orientierten Therapie

Die kalten Erkrankungen und Phänomene einer kühlen Konstitution besitzen heute die größere klinische Bedeutung. Beispielhaft für eine an Konstitution orientierte Therapie werden im Folgenden einige Möglichkeiten „wärmender" und „Wärme" fördernden Naturheilverfahren vorgestellt:

1. Bei einer ausreichend intensiven körperlichen Betätigung kommt es neben einem Anstieg der Körpertemperatur auch zu einer Anregung vielfältiger immunologischer Vorgänge. Im peripheren Blutbild besteht

eine deutliche Leukozytose, plasmatische Konzentrationen verschiedener immunologischer Mediatorsubstanzen sind deutlich erhöht. Ein ausreichend dosiertes körperliches Training verbessert die infektiologische Abwehr. In letzter Zeit wird ein sportliches Training auch zur Behandlung onkologischer Patienten eingesetzt.

2. In der tradierten Humoralmedizin und in verschiedenen fernöstlichen medizinischen Systemen werden auch einzelnen Nahrungsmitteln und Gewürzen wärmende oder kühlende Wirkungen zugesprochen. Ähnlich wurden in den alten Pharmakopöen die einzelnen Heilpflanzen vor allem nach ihren wärmenden oder kühlenden Eigenschaften gruppiert (Bühring, 1997). Einige Beispiele werden in Tabelle 3 zusammengestellt, nach einer ausreichenden Beschäftigung mit dieser Thematik leuchten die dort getroffenen Zuordnungen unmittelbar ein.

3. In der kurörtlichen Bädertherapie ist Schwefel vor allem durch seine wärmenden, Stoffwechsel und Entzündung anregenden Wirkungen charakterisiert. Schwefelbäder werden vor allem bei degenerativen, d.h. „kalten" Erkrankungen des Bewegungsapparates eingesetzt.

4. In der Regel werden sogar mit Kaltreizen der Hydrotherapie wärmende Wirkungen angestrebt und Wärmeprozesse anzuregen versucht. Bei der richtigen Reizintensität kommt es nach der Behandlung zu einem angenehmen und warmen Körpergefühl, diese „Reaktion" ist ein Maß für die richtige Dosierung.

5. Die europäische Atemtherapie, das indische Yoga und das Qi-Gong aus der traditionellen chinesischen Medizin werden von manchen Autoren ebenfalls als Wärmetherapie aufgefasst, es besteht dann die Vorstellung, dass dem Organismus mit Atem verschiedene Formen einer „Energie" zugeführt werden.

6. Auch die Reizkörpertherapien in der älteren Medizin (z.B. mit Eigenblut) vertreten dann ein typisches, Wärme und Wärmeprozesse anregendes Prinzip.

eher warm	eher kalt
Zwiebel, Lauch, Süßkartoffel	Gurke, Tomate, Rhabarber
Aprikose, Süßkirsche, Rosine	Ananas, Banane, Quitte
Hafer, Buchweizen, Knoblauch, Ingwer, Curry, Zimt	Roggen, Gerste, Sojasauce, Salbei, Estragon, Kresse
Ziegenmilch, Käse	Joghurt, Quark
Hammel, Fasan	Schwein, Ente
Forelle, Lachs	Austern, Tintenfisch
Yogi-, Fenchelte	Wermuth-, Pfefferminztee
Likör, Cognac	Pils, Altbier

Tabelle 3: Unterschiedliche Wärme- und Kältegrade einzelner Heilpflanzen und Nahrungsmittel

Beispiele einiger nosologischer Konzepte

Einige in der Naturheilkunde gepflegte Vorstellungen zur Bedeutung einer gesunden und individuell angemessenen Ernährung fanden in den letzten Jahren eine sehr schöne Bestätigung. In der sog. Schulmedizin wurde Ernährungstherapie überwiegend unter nutritiven Gesichtspunkten betrieben, hierbei ging es vor allem um eine ausreichende Zufuhr geeigneter und qualitativ hochwertiger Nahrungsmittel und Nahrungsstoffe.

Naturheilkunde hatte darüber hinaus schon immer auch eine Pflege des Magen/Darmsystems selbst für wichtig gehalten, sie hatte Schon-

und Heilkosten vorgeschlagen und gastro-intestinale Sanierungsdiäten propagiert. Sie hält für möglich, dass ein „gestörter" Darm selbst wichtige Beiträge zur Pathogenese leisten und verschiedene Krankheiten mit unterhalten kann. Diese Vorstellungen und hieraus abgeleitete diätetische Programme waren häufig ein Anlass zu heftiger und mit großer Emotionalität vorgetragener Kritik, erst in den letzten Jahren sind Hypothesen der Naturheilkunde an vielen Stellen bestätigt worden:

1. Mit einer gestörten Mukosabarriere und einer pathologisch veränderten Permeabilität der Darmschleimhaut sind wichtige Voraussetzungen für die Genese allergischer Erkrankungen und von Nahrungsmittelunverträglichkeiten gut vorstellbar.
2. Die inzwischen gesicherte Rolle des darmassoziierten lymphatischen Systems innerhalb der gesamten immunologischen Regulation weist auf Mechanismen, nach denen ein pathologisch verändertes intestinales Milieu bei der Genese vieler immunologischer Erkrankungen von Bedeutung sein könnte.
3. Die jetzt gesicherte sensorische Versorgung des Magen-Darmtraktes mit reflektorischen Verbindungen zu Strukturen des Bewegungsapparates (z.B. der Muskulatur) und zu anderen inneren Organen (z.B. dem Herz-Kreislaufsystem; Übers. b. Jänig, 1996) liefert ein gutes Verständnis für den Prozess entero-muskulärer und entero-viszeraler Irritationssyndrome, wie sie in der Naturheilkunde schon seit langem hypothetisiert worden sind.
4. Neuerdings wird auch wieder vermehrt das Konzept einer „intestinalen Autointoxikation" diskutiert, bei welcher Störungen des enteralen Milieus zur Bildung und Resorption toxischer Gär- oder Fäulnisprodukte führen. Besonders bei einer eingeschränkten Detoxifikation durch die Leber können von diesen Giftstoffen schädliche Wirkungen auf den gesamten Organismus durchaus vorgestellt werden.

Aus jedem dieser vier Sachverhalte ergeben sich überzeugende Argumente für die Indikation diätetischer Maßnahmen und weitere, den Darm und die Darmfunktion pflegende Behandlungen. Für verschiedene Schmerzsyndrome sind vor allem die unter (3) genannten Vorgänge interessant.

Selbstverständlich gilt dieses nur, wenn pathologische Verhältnisse für den Gastro-Intestinaltrakt tatsächlich vermutet werden können. Eine entsprechende Diagnostik beschäftigt sich mit der speziellen Anamnese, mit dem physikalischen abdominellen Befund (Auskultation, Palpation), mit lokalen Schmerzhaftigkeiten, mit dem Stuhlbefund und mit reflektorischen Veränderungen von Geweben an der Körperdecke, z.B. als „bindegewebige" Zonen und/oder als umschriebene Myalgien in segmental zugeordneten Körperregionen (Michalsen und Bühring, 1993).

Psychische Wirkungen, Selbstbefähigung und das Placebo-Problem

Manche Kritiker verschiedener Naturheilverfahren begehen immer noch den Fehler, psychische Wirkungen einer Therapie grundsätzlich als Placebo zu interpretieren und damit abzuwerten. Dieses Verständnis ist eindeutig falsch.

Naturheilverfahren sind nie eingesetzt worden, um ausschließlich einen körperlichen oder ausschließlich einen seelischen Zustand zu behandeln, wenn es auch für das wissenschaftliche Verständnis einer Therapie sicher von großem Interesse wäre, beide Wirkanteile genau zu unterscheiden.

Unmittelbare Wirkungen auf die Psyche ergeben sich z.B. durch beruhigende, dämpfende und sedierende Effekte einer angenehmen Wärme oder durch anregende und stimulierende Effekte von Kälte – ähnlich auch von körperlicher Aktivität. Naturheilverfahren fördern das sinnliche Erleben der eigenen Körperlichkeit und eine sog. Selbstaufmerksamkeit; sie fördern hedonistisches Erleben und Genussfähigkeit, wenn sie als angenehm oder unangenehm empfunden werden; und sie regen emotionale Prozesse an, die manchen Patienten fremd geworden sind.

Häufig bedeuten Naturheilverfahren aber auch eine Selbstbefähigung (empowerment in der angelsächsischen Literatur) des Patienten, sie werden wichtige Grundlagen einer verbesserten Selbstkompetenz. Der Kranke ist seinem Leiden und seinen Beschwerden weniger ausgeliefert, die große Bedeutung solcher Faktoren für das Lebensgefühl und die Lebenszufriedenheit, auch für den Umgang und für die Bewältigung von Krankheit ist heute gut belegt. Die gleichzeitig körperlichen und psychischen Wirkungen sind eine große Stärke, nicht etwa eine Schwäche von Naturheilverfahren.

Zum Schluss

Es müsste deutlich geworden sein: Mit den klassischen Naturheilverfahren verfügt die medizinische Versorgung über ein breites Angebot einfacher, gut zu praktizierender und gut verträglicher Behandlungsmethoden. Sie dienen einer symptomatischen und einer kausalen Therapie bei vielen Krankheiten und anlagemäßigen Schwächen, für welche eine vergleichbar gut verträgliche Pharmakotherapie noch nicht zur Verfügung steht. Vor allem bieten sie auch wichtige Gesichtspunkte und wesentliche Grundlagen für häusliche Selbstbehandlungen, eine persönliche Hygiene und einen gesunden Lebensstil, damit auch zu einer Selbsthilfe und einer fruchtbaren Arbeit in Selbsthilfegruppen.

Manche Naturheilverfahren folgen therapeutischen Prinzipien und basieren auf anthropologischen und nosologischen Konzepten, welche der „klassischen", heute allgemein anerkannten „Schulmedizin" nicht unmittelbar verständlich sind. In den wichtigsten Bereichen kann der ursprüngliche Graben zwischen den Schulmedizinern und den Naturheilkundlern aber als zugeschüttet gelten.

Häufig begegnet Naturheilkunde aber einem Vorurteil, wenn sie von fragwürdigen Methoden tradierter oder moderner Außenseitermedizin nicht sorgfältig differenziert wird. Leider gilt dieses auch heute noch für manche gesundheitspolitischen Gremien und Entschließungen der Gesundheitspolitik (Bühring, 1998b).

Literatur

BÖHME, G. UND H. BÖHME (1996): *Feuer, Wasser, Erde, Luft – eine Kulturgeschichte der Elemente.* München: Ch. Beck

BÜHRING, M. (1997): *Über Phytotherapie und Naturheilkunde.* Z. f. Phytotherapie 18 215

BÜHRING, M. (1998a): *Über Naturheilkunde und das „Ganze" in der Medizin.* Deutsches Ärzteblatt 95 343

BÜHRING, M. (1998b): *Klassische Naturheilverfahren sind keine unkonventionelle Therapie.* Münch. med. Wschr. 140 570

BÜHRING, M. (1997): *Naturheilkunde. Grundlagen, Anwendung und Ziele.* München: Ch. Beck

JÄNIG, W. (1996): *Neurobiology of visceral afferent neurons: neuroanatomy, functions, organ regulations and sensations.* Biological Psychology 42 29

JÜTTE, R.. (1996): *Geschichte der alternativen Medizin.* München: Ch. Beck

MEYER-ABICH, K.M. (1997): *Praktische Naturphilosophie.* München: Ch. Beck

MICHALSEN, A. UND M. BÜHRING (1993): *Bindegewebsmassage.* Wien. Klin. Wochenschr. 105 220

WINDELER, J. (1992): *Argumentationsstrukturen bei der Verteidigung nicht wissenschaftlich begründeter Verfahren in der Medizin.* In: Köbberling, J. (Hrsg.): Die Wissenschaft in der Medizin. Stuttgart – New York: Schattauer-Verlag, S. 83–144

Biophysikalische Grundlagen der Naturheilkunde

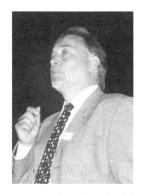

Dr. rer. nat. Fritz Albert Popp
Habil., Visiting Professor (mult.), Neuss

Als Physiker bin ich nicht kompetent, Gesundheit und Krankheit umfassend zu definieren. Die Aufgabe des Biophysikers ist vielmehr, die medizinische Diagnose und Therapie auf möglichst einfache und verständliche Elemente der Naturwissenschaft zurückzuführen, dabei auch das Wesentliche vom Unwesentlichen zu trennen. So ist es der Physik beispielsweise gelungen, alle elektromagnetischen Vorgänge mit vier Grundgleichungen („Maxwellgleichungen") zu erklären. Es wäre ebenso wünschenswert, Gesundheit, Krankheit und die damit verbundenen Phänomene auf wenige elementare Beziehungen zurückzuführen, so dass man ein tieferes und gleichzeitig einfacheres Verständnis für Leben, für Lebewesen und deren Behandlung gewinnt. Wir blicken beim heutigen Kenntnisstand in eine „black box" und bemühen uns, deren Verhalten auf bekannte Gesetzmäßigkeiten zu reduzieren. Dabei stellt sich natürlich auch die Frage, ob man mit dem bekannten Wissen auskommt oder eine „neue Wissenschaft" benötigt, um zum Beispiel auch die Naturheilkunde zu begreifen.

Ich möchte mich hier auf einfache Beispiele beschränken, um mich fachübergreifend verständlich machen zu können.

Was wir heute unter „Schulmedizin" verstehen, wird im wesentlichen durch die „Wissenschaftlichkeit" dieser medizinischen Richtung festgelegt, teilweise mit guter Begründung. So gehört zu den wissenschaftlichen Glanztaten der letzten zweihundert Jahre die Schutzimpfung, die auf die Abwehr von Bakterien oder Viren gerichtet ist, dazu gehören erstaunliche Erfolge medikamentöser Therapie, in jüngster Zeit auch Organtransplantationen und in nächster Zukunft die Gentherapie. Im Gegensatz dazu assoziieren viele die Naturheilkunde mit der „Kräuterküche", mit den aus der Erfahrung gewonnenen Hausrezepten, wie Kamillentee und Wadenwickel. Wissenschaftliche Erklärungen dafür gibt es nicht, ebenso wenig wie für den Verlauf dieser scheinbar irrationalen Entwicklung der „Erfahrungsheilkunde". So entsteht das Spannungsfeld zwischen einer wissenschaftlichen Medizin, die sich teilweise fragwürdig macht durch die Inkaufnahme unzähliger unaufgeklärter Risiken, beispielsweise durch unerklärbare „Nebenwirkungen" aller Art, und einer „Para"-Medizin, die sich durch positive, wenngleich unerklärbare Erfahrungen, breiter Zustimmung in der Bevölkerung sicher sein kann.

Im Brennpunkt dieser Auseinandersetzung ist die Frage angesiedelt, ob die Homöopathie im wissenschaftlichen Sinne wirksam sein kann oder „nur" einen „Placeboeffekt" auslöst. Die Frage hat zentrale Bedeutung für das Dilemma zwischen Schulmedizin und Erfahrungsheilkunde. Angenommen, es gäbe eine wissenschaftliche Begründung, dann ergäbe sich als Konsequenz die wichtige Einsicht der „Schulmedizin", dass sie ihre wissenschaftlichen Anstrengungen in Gebiete auszudehnen hat, die sie bisher stolz als Parawissenschaft zurückwies. Das Weltbild von Gesundheit und Krankheit müsste von der Molekularpathologie in eine übergreifende Dimension der ganzheitlichen Betrachtung verlagert werden. Umgekehrt wäre die Erkenntnis, dass die Homöopathie tatsächlich nur auf Einbildung beruhen sollte, sogar sehr hilfreich für die Weiterentwicklung und notwendige Gebietszuteilungen der „wissenschaftlich anerkannten" wie der „wissenschaftlich nicht anerkannten" Medizin.

Die heutige Schulmedizin gründet sich im wesentlichen auf Vorstellungen, die der Biochemie als Grundlagenwissenschaft entstammen. Im Mittelpunkt steht dabei zum Beispiel die Rezeptortheorie, die auf Paul Ehrlich zurückgeht („Corpora non agunt, nisi fixata" – Stoffe wirken nicht, wenn sie nicht gebunden werden). Solchen Einsichten verdanken wir die Entwicklung der Pharmaka, vom Salvarsan bis zu den Betablockern. Es ist ausgeschlossen, dass mit diesem Weltbild eine Behandlung mit homöopathischen Mitteln, die auf zwei wissenschaftlichen „Unverschämtheiten" beruht, akzeptiert werden kann. Diese beiden Postulate der Homöopathie gehen auf Hahnemann zurück, der zum einen forderte, dass ein Arzneimittel wirksam sei, wenn es den Giftstoff enthalte, der die krankhaften Symptome beim Patienten auslösen könne („Simileprinzip"), und zum andern, dass dieses Arzneimittel umso wirksamer sein könne, je geringer die Konzentration dieses Giftstoffes im Arzneimittel ist („Potenzierungsregel"). Gegen diese Dogmen wird im wesentlichen eingewandt, dass jemand, der von einem Karren überfahren wurde, nicht dadurch gesund wird, wenn man ihn anschließend mit einem Kärrchen überfährt, und dass es absurd sei, anzunehmen, ein Medikament könne auch noch dann wirksam sein, wenn noch nicht einmal mehr ein Molekül der Wirksubstanz im Medikament vorhanden ist. Man vergisst dabei freilich, dass es durchaus Simileprinzipien, zum Beispiel bei der Schutzimpfung oder bei der Photoreparatur gibt, wenngleich nicht genau nach den Regeln Hahnemanns, und man vergisst oft zu erwähnen, dass es sich bei den homöopathischen Arzneimitteln nicht um einfache Verdünnungen der Wirksubstanz, sondern um Verschüttelungen handelt. Das Arzneimittel mit dem Giftstoff wird nach Zugabe des Lösungsmittels immer wieder neu verschüttelt oder (in Milchzucker) verrieben, so dass eine „Hochpotenz" numerisch betrachtet zwar kein Wirkmolekül mehr enthält, aber historisch betrachtet am öftesten mit der Wirksubstanz in Berührung gekommen ist. Das allein erklärt natürlich nicht die Wirksamkeit. Bei unvoreingenommener wissenschaftlicher Betrachtung muss man sich aber fragen, ob durch diese Aufbereitung nicht ein entscheidender Unterschied zwischen einfacher Lösung und Verschüttelung entsteht. Wir haben in jüngster Zeit Daphnien in ihr Medium (Meerwasser) gesetzt, das einerseits unverschüttelt, andererseits aber vorher verschüttelt worden war. Es zeigen sich klare Unterschiede im Leuchtverhalten dieser Geißeltierchen. Sie nehmen die vorherige Verschüttelung ihres Mediums also auch noch nach Zeiträumen wahr, in denen vom Standpunkt der Biochemie Unterschiede zwischen Lösung und Verschüttelung schon längst ausgeglichen sein sollten. Der Versuch demonstriert immerhin die folgenden wesentlichen, oft völlig unbeachteten Fakten:

1. Entscheidend für die Wirksamkeit einer Substanz sind nicht nur die Inhaltsstoffe, sondern auch die Verteilung der Energie auf die Substanz.
2. Es gibt dabei Wechselwirkungen, die wir mit unseren physikalischen Detektorsystemen nicht mehr nachweisen können, die aber auf lebende Systeme dennoch Einfluss haben.
3. Über dem unbewiesenen Dogma, dass die Homöopathie unwirksam sei, ist die Frage anzusiedeln, ob wir unser Weltbild verändern müssten, wenn die Homöopathie schließlich doch wissenschaftlich belegbar sei, oder ob es sogar gelingt, die Homöopathie mit unserem wissenschaftlichen Kenntnisstand zu verstehen.

Zu 1. Man denke nur an kaltes und warmes Wasser. Jedesmal findet man lediglich das H_2O-Molekül. Dennoch kann die biologische Wirkung dramatisch unterschiedlich sein. Ebenso ist zu bedenken, dass eine Verschüttelung das System aus dem thermischen Gleichgewicht bringt. Man muss dabei sogar einräumen, dass die Physik dieser Vorgänge so gut wie unbekannt ist. Es gibt Grund zur Vermutung, dass zwischen einer Verschüttelung und der thermischen Zufuhr der gleichen Energie auch über längere Zeiträume unterschiedliche raumzeitliche Dynamik der Flüssigkeiten entsteht.

Zu 2. Lebende Organismen haben in bestimmten Bereichen elektromagnetischer Wechselwirkung eine Sensitivität, die mindestens Milliardenmahl höher sein kann als die gewöhnlicher physikalischer Detektorsysteme. Entsprechend verlängert sich natürlich das „Gedächtnis" der Flüssigkeiten, die auf Lebewesen einwirken. Beispielsweise wird die Rückkehr in das thermische Gleichgewicht, die von einem physikalischen Detektor mit Zehntelsekunden angegeben würde, von einem biologischen Detektor auch noch nach einem Jahr registrierbar.

Zu 3. Es genügt, ein Modell anzugeben, das nicht widerlegbar ist, um zu zeigen, dass die Homöopathie innerhalb unseres physikalischen Weltbildes durchaus zu verstehen ist. Ich habe dieses Modell wiederholt veröffentlicht. Der Leser, der an Einzelheiten interessiert ist, möge sich dieser Literatur (s. u.) bedienen. Hier bemühe ich mich, das Modell möglichst einfach darzustellen.

Es kann nicht falsch sein, ein lebendes System nicht als rätselhaft gesteuerten Reaktor chemischer Prozesse anzusehen, sondern übergreifend als komplexe Vielfalt von Rhythmen (Oszillationen), die interferenzhaft die raumzeitliche Dynamik des biologischen Geschehens bis in die Winzigkeiten zellulärer Metabolismen hinein regulieren. Tatsächlich wissen wir ja, dass Tag-Nacht-Rhythmus, Herzrhythmen, Puls, Elektroenzephalogramm, Muskelvibrationen und metabolische Oszillationen unser Wohlbefinden bestimmen und umgekehrt nicht optimal funktionieren, wenn wir erkranken. Vergleichbar ist dieses Modell mit einem System schwingender Stimmgabeln aller möglichen Frequenzen und Frequenzkompositionen. Man kann davon ausgehen, dass bei einem gesunden Menschen dieses Konzert „harmonisch" verläuft, was immer man auch unter „harmonisch" verstehen mag. Umgekehrt dürfte bei einem kranken Menschen, der mit homöopathischen Arzneimitteln behandelbar ist, das Gift einer Stimmgabel entsprechen, die das Konzert der übrigen Stimmgabeln disharmonisch gestaltet, weil sie nicht hineinpasst. Konsequenzen sind Fehlregulationen, die zum Beispiel Enzyme zum falschen Zeitpunkt an der falschen Stelle produzieren, oder Schlaflosigkeit verursachen, weil der Tag-Nacht-Rhythmus erheblich gestört wird. Die Frage ergibt sich: Was können wir tun, um eine falsch schwingende Stimmgabel, von der wir nicht wissen, wo sie lokalisiert ist, aus dem Konzert zu eliminieren? Es gibt nur eine brauchbare Lösung: Man muss eine entsprechend schwingende Stimmgabel mit gleicher (oder ähnlicher) Resonanzfrequenz in die Nähe der falsch-schwingenden Stimmgabel bringen. Diese hinzugebrachte Stimmgabel sollte möglichst nicht schwingen, damit sie durch Resonanzwechselwirkung die Energie der falsch-schwingenden Stimmgabel aufnehmen kann. Im günstigsten Fall wird die Hälfte der Intensität der fehlschwingenden Stimmgabel auf die hinzugebrachte Stimmgabel übertragen. Wiederholt man den Vorgang, kann man die Fehloszillation der ursprünglich vorhandenen Stimmgabel beliebig weit reduzieren. Dieses Modell, das auf der Wirksamkeit kohärenter Zustände beruht, erfüllt beide Postulate Hahnemanns, nämlich das Simileprinzip in der Forderung nach Übereinstimmung der Frequenzen („Resonanzprinzip") und das Potenzierungsprinzip in der Forderung, dass die dazugehängte Stimmgabel (die natürlich das homöopathische Arzneimittel darstellt) umso wirksamer ist, je weniger sie bei Zugabe selbst schwingt.

Das Modell erklärt eine Vielfalt offener Fragen, die die heutige Auseinandersetzung prägen. Ich bin überzeugt davon, dass auch die Placebo-Diskussion bei Betrachtung dieses Modells auf eine rationale Basis gestellt werden kann.

Literatur

POPP, F. A. (1998): *Hypothesis of models of action of homeopathy: theoretical background and the experimental situation.* In: *Homeopathy. A critical Appraisal.* (E. Ernst and E.G. Hahn, eds.), Butterworth-Heinemann, Oxford, pp. 145–152

Yoga aus wissenschaftlicher Sicht

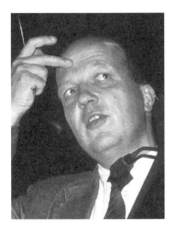

Dr. med. Dietrich Ebert
Carl-Ludwig-Institut für Physiologie,
Universität Leipzig

Seit mindestens 5000 Jahren als lebendige Tradition aus Indien überliefert, ist der Yoga ursprünglich ein Weg der Selbsterfahrung und Selbstverantwortung. Sein Ziel ist Erkenntnis des eigenen Selbst und der Welt; dieses Ziel wird mittels eines veränderten Bewusstseinszustandes erreicht. Die Stufen des Yoga dienen der Erzeugung dieses Zustandes und der Vorbereitung von Körper und Geist auf dieses Ziel, der Weg dahin führt über ein mehr oder weniger komplexes System von geistigen und körperlichen Übungen. In einer klassischen Überlieferung des Yoga-Systems von Patanjali (ca. 200 v.Chr.) werden 8 grundlegende Stufen formuliert (s. Abb. 1), die nicht als hierarchisch aufzubauender Übungsweg, sondern als gleichrangig aufeinander bezogene Glieder eines Übungsgefüges zu verstehen sind. Man kann aus diesem System einige Prinzipien der Übungsweise extrahieren, ohne deren Beachtung nicht von Yoga gesprochen werden kann:

1. Es gibt einen Kodex von *Verhaltensweisen* (in den Stufen Yama und Niyama), die die Beziehung zur sozialen Umwelt und zu sich selbst formal regeln.

2. Es gibt Systeme von *körperlichen und psychischen Praktiken*, die *regelmäßig* und bewusst ausgeführt werden sollen.
3. Die Durchführung aller Übungselemente muss mit *wacher Aufmerksamkeit* und *gedanklicher Konzentration* erfolgen.
4. Eine *passive, beobachtende Bewusstseinseinstellung* (z.B. sich beobachten, wenn „es" atmet o.ä.) ist eine Haltung, die sich von aktiver Konzentration (bei Tätigkeiten) unterscheidet und den psychischen Hintergrund für die gedankliche Konzentration bildet.

Auf dem Yoga-Weg ergeben sich physiologische und psychologische Veränderungen, denen teilweise therapeutische, in jedem Fall aber gesundheitsfördernde Wirkungen zuzuschreiben sind. Obwohl der Yoga keine vordergründigen Therapieabsichten verfolgt, hat er somit aber medizinisch relevante Aspekte. In besonderem Umfang trifft das für den in Europa populär gewordenen Hatha-Yoga zu.

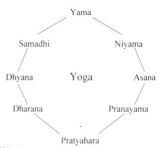

Abb. 1:
Das achteckige System des klassischen Yoga

Der Zusammenhang von Medizin und Yoga ist uns bereits im altindischen Medizinsystem, dem *Ayurveda*, in zweifacher Hinsicht gegeben: Einerseits kann die Formulierung der alten ayurvedischen Lehrbücher auf die Weisheit von Yogis zurückgeführt werden, was in der Caraka-Samhita, einem der drei alten Lehrbücher der ayurvedischen Medizin, einleitend direkt erläutert wird. Andererseits taucht Yoga als Behandlungsmethode auf, im Sinne einer „allgemeinroborierenden" Strategie zur gesunden Lebensführung, der Schaffung eines physiologischen Äquilibriums und als eine psychotherapeutische Behandlungsform.

Wegen seiner prophylaktischen und therapeutischen Aspekte ist der Yoga nunmehr auch schon seit Jahrzehnten als ergänzende *gesundheitsfördernde* Methode in Europa etabliert. In Deutschland wird vorwiegend der wegen seiner zahlreichen, z.T. komplizierten, Körperhaltungen (Asanas) bekannte Hatha-Yoga praktiziert. Nach einer Erhebung von 1997 (Fuchs, 1997) gibt es in Deutschland ca. 2–3 Millionen Menschen, die gelegentlich Yoga üben bzw. Erfahrungen mit Yoga haben, davon konnten ca. 800.000–1.000.000 als regelmäßig und zielstrebig Übende ermittelt werden. Von diesen wiederum betätigen sich ca. 12.000–15.000 als Yoga-Lehrerinnen und Yoga-Lehrer. Wie viele dieser Yoga-Lehrer explizit als Therapeuten arbeiten, ist z.Z. unbekannt. Bemerkenswert ist, dass etwa 80% aller Yoga-Praktizierenden weiblich sind; im Gegensatz dazu ist im Ursprungsland Indien der Yoga vorwiegend ein Weg für Männer.

In Deutschland wird auch die Beziehung des Yoga zu gesundheitsfördernden Wirkungen viel ursprünglicher gesehen als in Indien, was aus einer soziologischen Studie hervorgeht (Weber, 1987). In einer *Motivskala*, die nach den Gründen fragt, aus denen mit Yoga-Übungen begonnen wird, steht die Gesundheit an erster Stelle: Entspannung, Fitness 95%; körperliche Ertüchtigung, Gesundheit 90%; Körpererfahrung 90%; Selbsterfahrung 79%; Konzentrationsschulung 78%; Bewußtseinserweiterung, Kreativität 73%; Fernöstliche Kultur 60%. Bei Langzeitübenden rückt später erst die Suche nach Lebensbewältigung und Sinnfindung an erste Stelle.

Wie für jede medizinisch relevante Anwendung, so wäre natürlich auch für Yoga eine *wissenschaftliche* Untermauerung nötig. Dem oben aufgezeigten großen Bedarf steht aber leider in Deutschland keinerlei Forschungspotential gegenüber. In einer Studie des Bundesministeriums für Forschung und Technologie (BMFT) von 1992 über „Unkonventionelle Medizinische Richtungen" in Deutschland kommt Yoga leider nicht vor. Dabei ist die Ausgangslage für eine Yoga-Forschung, weltweit gesehen, gar nicht so schlecht: Es liegen im internationalen Schrifttum zahlreiche, wenn auch sporadische, Studien vor (die meisten aus Indien, beginnend 1922 in Bombay), die uns bereits eine große Menge Daten über physiologische, biochemische, klinische und psychologische Wirkungen des

Yoga liefern. Wenn sich auch insgesamt noch kein wissenschaftlich geschlossenes Bild über die Wirkungsweise des Yoga ergibt, so lassen sich aber aus den bisher vorhandenen Mosaikbausteinen der Yoga-Forschung Einschätzungen für eine medizinische Effizienz des Yoga ableiten.

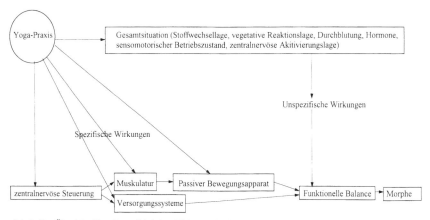

Abb. 2: Eine Übersicht über die medizinischen Wirkungsprinzipien der Yoga-Praxis

Man kann die medizinischen Wirkungen des Yoga in unspezifische und spezifische unterteilen (s. Abb. 2). Während über die spezifischen Wirkungen noch relativ wenige wissenschaftliche Daten vorliegen, sind die unspezifischen Wirkungen, die vorwiegend Langzeitwirkungen sind, schon umfassend evaluiert. Solche medizinischen Daten belegen insbesondere bei zwei Krankheitsgruppen eindeutig dessen prophylaktische und therapeutische Wirksamkeit: bei *psychosomatischen Krankheiten* und bei *chronischen orthopädischen Leiden*.

In Deutschland sei beispielhaft die sehr aufschlussreiche Berliner Studie von M. Bley (gefördert durch die Barmer-Ersatzkasse und die BKK) an vier chronischen, medizinisch therapieresistenten Krankheitsgruppen (jede Gruppe zwischen 20 und 28 Patienten) genannt, in der gezeigt wurde, dass mittels Hatha-Yoga das jeweilige Beschwerdebild entweder verschwunden war (0) oder stark abgenommen (-) hat, und zwar: bei *Kopfschmerz* 10% (0) bzw. 50% (-), bei *Rückenschmerz* 3,7% (0) bzw. 81,5% (-), bei *Hypertonie* kein Verschwinden, aber 67,9% Abnahme und bei *Schlafstörungen* auch kein totales Verschwinden, aber 70,8% Verbesserung. In einem anderen Forschungsprojekt an der Universität Düsseldorf wurden 26 durch *Tinnitus* beeinträchtigte Patienten, die mit einer ebenfalls durch Tinnitus beeinträchtigen Kontrollgruppe (n = 25) verglichen wurden, mit verschiedenen psychologischen Strategien, u.a. auch mit Yoga, behandelt. Dabei zeigte sich, dass einige Tinnitusparameter – die Beeinträchtigung durch Tinnitus sowie das allgemeine Wohlbefinden mit der Fähigkeit der Bewältigung des Tinnitus – durch Yoga am stärksten verbessert wurden. Diese, wie auch weitere klinischen Beispiele zeigen, dass insbesondere auf Krankheitsgruppen, die im weitesten Sinne als psychosomatische Erkrankungen bezeichnet werden können, bei denen normalerweise ein gewaltiger medizinischer Aufwand an Technik, Arzneimitteln und Kosten wenig Effekt bringt, Yoga eindeutige Wirkungen hat.

Um die Mechanismen, auf denen die Wirksamkeit des Yoga beruht, zu verstehen, müssen ergänzend zu den unspezifischen und empirisch gut belegten Effekten des Yoga noch die spezifischen Wirkungen der Yoga-Übungen physiologisch untersucht werden. Am Beispiel experimenteller Untersuchungen einiger Übungen des *Pranayama*, einer zentralen Stufe des Hatha-Yoga, lässt sich zeigen, dass einerseits die Wirkungsweisen des Pranayama wissenschaftlich aufgeklärt werden können, und dass sich andererseits auch neue Erkenntnisse über die Physiologie des Menschen ergeben können.

Am Beginn einer physiologischen Untersuchung des Pranayama muss zunächst eine phänomenologische Beschreibung der Atmungsformen stehen. Man kann grob die Yoga-Atmungsformen in einerseits forcierte, sehr schnelle Atmungsmuster und andererseits in beruhigte, z.T. extrem langsame Atmungsmuster einteilen. Beispielhaft für diese Atmungsmuster haben wir „Kapalabhati" ausgewählt, eine forcierte Atmung, bei der extrem schnell (bis zu 100 mal pro Minute) aber mit geringem Atemhub (100–150 ml) und mit stark betonter Ausatmung geatmet wird, und „Ujjayi", eine extrem langsame (2–3 Atemzüge pro Minute) und sehr tiefe Atmung (2–3l Atemhub). Eine Untersuchung des Gehaltes des arteriellen Blutes an Sauerstoff und Kohlendioxid – der *Atemgase* – bei einer Gruppe von Yoga-Lehrern hat gezeigt, dass beide Atmungstechniken einen normalen Sauerstoffgehalt gewährleisten und das Kohlendioxid teilweise geringfügig erhöht (Hyperkapnie), teilweise geringfügig erniedrigt (Hypokapnie) war, was offensichtlich von der individuellen Art der Ausführung der Atmungstechnik abhängt (Ebert, Gaunitz, 1993). Das würde bedeuten, dass diese Pranayamas sowohl mit Hyperventilation als auch mit Hypoventilation ausgeführt werden können, und deshalb die Atemgase offensichtlich keine große Rolle für die beabsichtigte Wirkung spielen. Die physiologischen Effekte der Pranayamas (z.B. auf den Muskeltonus, s.u.) werden also wahrscheinlich durch zentralnervöse Erregungs- und Hemmungsprozesse und nicht durch die Atemgase vermittelt. Interessanterweise zeigte sich aber bei Ujjayi, dass der Sauerstoffgehaltes des Blutes im Atmungsrhythmus schwankt, was bisher noch nie bei einer anderen Atmungsform beobachtet wurde. Erst Ujjayi ist wahrscheinlich eine hinreichend langsame Atmungsform, um solch eine Schwankung hervorrufen zu können. Man kann die Hypothese daraus ableiten, dass sich diese Schwankung in den Stoffwechsel hinein fortsetzen könnte und somit diese extrem langsame Atmungsübung eine bisher noch nicht bekannte rhythmische Ordnung in den Organismus bringt. Messungen, die diese Hypothese bestätigen, stehen noch aus.

Aus einer weiteren Untersuchung der Wirkung der genannten Pranayamas auf den *Ruhe-Innervationstonus der Muskulatur* geht hervor, dass die schnellen Pranayamas den Muskeltonus steigern und die langsamen den Muskeltonus senken (Kühnemann, 1998). Durch diese Untersuchung konnte die Erregungsausstrahlung des atmungsmotorischen Apparates auf das Zentralnervensystem mit Wirkung auf die motorische Grundanspannung nachgewiesen werden. Dass diese Wirkung im Falle der extrem langsamen Atmungsmuster in einer unmittelbaren Tonussenkung besteht, ist als medizinische Erkenntnis neu, obwohl es alle Yoga-Praktiker wissen. Durch den Vergleich mit Yoga-ungeübten Versuchspersonen konnte physiologisch belegt werden, dass die langsamen Yoga-Atemtechniken die allgemeine Entspannung fördern, aber nur, wenn die Technik richtig gelernt wurde.

An diesen Beispielen sollte klar werden, dass sich gesundheitsfördernde Effekte des Yoga wissenschaftlich belegen lassen und andererseits auch neue Einsichten in die Funktionsmechanismen des Menschen erhalten werden können. Abschließend seien die prophylaktischen und therapeutischen Wirkungsmöglichkeiten des Yoga, wie sie aufgrund der bisher vorhandenen wissenschaftlichen Bearbeitung verstanden werden können, zusammengefasst:

Yoga als Prophylaxe
- Selbstverantwortliche Lebensführung (Yama, Niyama)
  - Einschränkung des Schädigungspotentials
  - gesteigerte Wahrnehmung, Maßstabeichung (Kriyas)
- Homöostase geregelt, vegetativer Grundtonus
- Vegetative Effizienz gesteigert
- Ausdauertrainingszustand der Motorik verbessert
- Psychische Stabilität gesteigert
  - unbewusste Determinanten zurückgedrängt (Kriyas, Meditation)
  - Umgang mit Trieben geübt (Yama, Niyama, Dharana)

Yoga als Therapie
- Allgemeine vegetativ-psychische Umstimmung, Balance der Systeme (Bereitung des Hintergrundes)
- Entlastungsreaktionen
  - mechanisch (Bewegungsapparat)
  - vegetativ (Dehnungen, Durchblutungseffekte)
- Reizung, Stimulation (biomechanisch, reflektorisch, vegetativ)

- Spezifische Wirkungen
  - biomechanisch
  - Durchblutung
  - Stoffwechsel (Ernährung, Atmung)
  - motorisch (Teufelskreise durchbrochen etc.)
  - psychisch („Autosuggestionen", Konditionierungen)

Literatur

BLEY, M. (1998): [Persönliche Mitteilungen], Berlin.

EBERT, D. (1986): *Physiologische Aspekte des Yoga.* Thieme, Leipzig.

EBERT, D., GAUNITZ, U. (1995): *Blutgaspartialdruckverläufe bei einigen ausgewählten Pranayamas.* In: Yoga – Begegnungen, Erfahrungen, Perspektiven; Berlin: Logos-Verlag, 123–132.

FUCHS, C. (1990): *Yoga in Deutschland – Rezeption, Organisation und Typologie.* Stuttgart: Kohlhammer

FUCHS, C. (1997): *Pressemitteilung des Berufsverbandes Deutscher Yogalehrer (BDY).*

KÜHNEMANN, B. (1998): *Der Einfluß des Hatha-Yoga, insbesondere seiner Atemformen, auf den Skelettmuskeltonus.* Dissertation, Medizinische Fakultät, Universität Leipzig.

MATTHIESSEN, P.F., ROBLENBROICH, B., SCHMIDT, S. (1992): *Unkonventionelle medizinische Richtungen. Bestandsaufnahme zur Forschungssituation.* Materialien zur Gesundheitsforschung. Bd. 21, Hrsg.: DLR, MMFT, Bonn.

ORNISH, D. (1992): *Revolution in der Herztherapie.* Stuttgart: Kreuz-Verl..

SHAPIRO, D.H., D. GIBER (1978): *Meditation and psychotherapeutic effects.* Arch.Gen.Psychist. 35/3: 294.

WEBER, U. (1987): *Motivanalyse bei Freizeitsportlern am Beispiel von Teilnehmern an Yoga Kursen.* 1. Staatsarbeit, Düsseldorf.

Der Mensch zwischen Himmel und Erde: Die Sicht der Traditionellen Chinesischen Medizin (TCM)

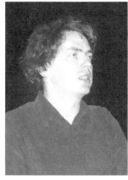

Clemens Prost
Arzt für chinesische Medizin,
Berlin und Potsdam

Der Chinesischen Medizin liegt ein bestimmtes Menschenbild zu Grunde, und dies hat Auswirkungen auf das Verständnis von Gesundheit und Krankheit und natürlich auch auf die Therapie.

Anfangen will ich da, wo seit 2500 Jahren mit dem Unterricht in Chinesischer Medizin begonnen wird: bei *yin und yang*.

Yin und yang stehen für die *Dynamik der Gegensätze*, für die konträren Pole, die auf dynamische Weise miteinander verbunden sind und sich ergänzen. Dabei steht yin für das Weibliche, das Substanzielle, für die Nacht und für den Winter. Yang ist das Männliche, das Dynamische, der Tag und der Sommer. So wie Tag und Nacht und Sommer und Winter in einem ständigen Fluss verbunden sind und einen ewigen Kreislauf bilden, so versteht die chinesische Medizin auch den Menschen und sein Leben als einen ständigen dynamischen Prozess. Das heißt auch, Harmonie und Gesundheit entstehen für den Menschen nicht dadurch, dass er im Leben still und starr an einem Platz steht, sondern dadurch, dass er sich mit der Dynamik des Lebens mit bewegen kann, dass er in dieser Dynamik sein inneres Gleichgewicht findet.

Gleichzeitig gibt es nicht nur eine äußere Dynamik in der Welt. Auch innerlich wachsen, bewegen und verändern wir uns, haben also eine *innere, gefühlsmäßige Dynamik*.

Diese inneren und äußeren Bewegungen gilt es in Einklang zu bringen, so dass sie sich gegenseitig unterstützen und befruchten können. *Gelingt dies nicht, so entstehen Krankheiten.*

Das heißt, nach der Vorstellung der chinesischen Medizin entstehen Erkrankungen nie allein durch äußere Einflüsse, sondern immer im Zusammenspiel mit unserer inneren Dynamik, bzw. Konstitution. Praktisch heißt das: Wenn wir bei Regen spazieren gehen, bekommen wir nur dann eine Grippe, wenn wir von unserer inneren Konstitution dafür anfällig sind. Die Chinesen sagen dazu, *die Krankheit hat eine Wurzel und einen Zweig*, die es beide zu behandeln gilt. Der Zweig ist das, was man sehen kann, in diesem Fall die Grippe, und die Wurzel ist das, was an innerer Ursache dahintersteckt, nämlich das geschwächte Immunsystem.

Das heißt für die Behandlung, dass es einerseits gilt, die aktuellen Symptome und Beschwerden zu behandeln, dass es aber langfristig wichtiger ist, die innere Dynamik zu unterstützen oder zu regulieren, also die Wurzel der Erkrankung zu behandeln. Gelingt es, diesen inneren Prozess zu verstehen und zu behandeln, so wird nicht nur die aktuelle Grippe behandelt, sondern ein wiederholtes Auftreten kann verhindert werden. Dadurch ist Behandlung mit chinesischer Medizin natürlich gerade bei Erkrankungen wie Migräne, rezidivierenden Dorsalgien, Gastritis und Heuschnupfen, als den Erkrankungen, die immer wiederkehren, besonders erfolgreich. Aber natürlich lassen sich auch alle übrigen Erkrankungen auf diese Weise erklären und einordnen.

Dass die chinesische Medizin auf das Verständnis der Wurzel einer Erkrankung mehr Wert legt als auf den Zweig, führt dazu, dass es nicht wichtig ist zu wissen, ob beispielsweise eine Gastritis unter dem Einfluss des Helicobacter pylorie entsteht, sondern dass es wichtiger ist zu wissen, zu welcher Jahreszeit die Gastritis auftritt und zu welcher Tageszeit die Beschwerden am stärksten sind, welche Nahrungsmittel nicht vertragen werden, welche Emotionen am stärksten sind, usw. Man versucht also zu verstehen, welche Einflüsse von Himmel und Erde den Patienten so geprägt haben, dass er sein inneres Gleichgewicht verloren hat, bzw. welche innere Schwäche dazu geführt hat, dass er durch die Einflüsse von Himmel und Erde krank werden konnte.

Die Akupunktur, die ja bei uns am bekanntesten ist, macht dabei nur einen eher kleinen Teil der therapeutischen Möglichkeiten aus. Sehr wichtig ist auch die Behandlung mit der chinesischen Pharmakologie, mit Tuina, der chinesischen manuellen Therapie, die man vereinfacht als eine Mischung aus Massage und Chiropraktik beschreiben kann, und nicht zuletzt Tai Qi und Qi Gong. Den Patienten mit Tai Qi und Qi Gong selbst aktiv in die Behandlung mit einzubeziehen, ist bei chronischen und schweren Erkrankungen von großer Bedeutung. Es ist eine wichtige Möglichkeit für den Patienten, selbst die eigene Konstitution zu unterstützen und konfrontiert ihn auf konstruktive Art und Weise mit seiner Erkrankung.

Das spielt beispielsweise eine wichtige Rolle bei der Krebstherapie. So ist durch Studien mit mittlerweile über 100.000 Patienten nachgewiesen, dass eine spezielle Form des Qi Gong die Nebenwirkung von Chemotherapie und Bestrahlungen vermindern und die Lebensqualität verbessern kann. Aber auch bei Migräne, Rückenschmerzen, Asthma und vielen anderen Erkrankungen kann der Patient durch die eigene Übung einen Hauptteil der Therapie selbst übernehmen.

Abschließend möchte ich noch auf zwei weitere Punkte zu sprechen kommen: Jede Medizin betrachtet den Menschen auf andere Weise, quasi wie aus einer anderen Perspektive. Dadurch ist es möglich, ihn auch auf andere Weise zu verstehen und zu behandeln. Ich glaube, wir haben heute die Chance, uns diese Vielfalt zunutze zu machen.

Wer in China Arzt wird, kann sich entscheiden, ob er die traditionelle chinesischen Medizin studieren möchte oder die westliche Medizin. Beide Zweige haben ihre eigene Fakultät mit einem jeweils 5-jährigen Studiengang. An der Universität für TCM, an der ich einen Teil meiner Ausbildung bekommen habe, ist es aber auch selbstverständlich, dass es ein Blutlabor, Sonografie, CT usw. gibt. Niemand käme auf die Idee, dogmatisch die Möglichkeiten der Schulmedizin zu verbieten, sondern man bemüht sich um eine Verbindung und Ergänzung zum Wohle der Patienten.

Der zweite Punkt ist, dass die Ausbildung für Ärzte der chinesischen Medizin mindestens ebenso gründlich und intensiv ist wie die Ausbildung in der westlichen Schulmedizin. Wie oben erwähnt, dauert das Studium 5 Jahre. Für eine Spezialisierung, beispielsweise auf Neurologie, kommen weitere 2 Jahre dazu, und wer den Doktortitel erwerben möchte, braucht noch einmal 3 Jahre Forschung und Praxis. Das heißt, das Studium umfasst ca. 4.600 Ausbildungsstunden in Praxis und Theorie und der Doktor der TCM hat ca. 10.000 Stunden Anleitung in Theorie und Praxis hinter sich.

Integration traditioneller Heilpraktiken in öffentliche Gesundheitsdienste am Beispiel Neuseelands

Dr. Christine Binder-Fritz
Institut für Geschichte der Medizin der Universität Wien,
Abteilung Ethnomedizin

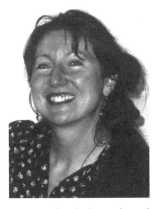

Im Rahmen der gegenwärtigen kulturellen Revitalisierungsbewegung in der Maori-Bevölkerung Neuseelands, erfährt auch das traditionelle Medizinsystem der Indigenen seit Beginn der 80er Jahre eine Neubelebung. Als Zeichen dieser heilkundlichen Renaissance konnte ich während mehrerer Feldforschungsaufenthalte in den letzten elf Jahren eine deutlich wachsende Zahl „traditioneller Maori-Heiler" registrieren, die Heilbehandlungen mit den Mitteln der Komplementärmedizin anbieten. Die traditionellen Heiler haben bis vor wenigen Jahren außerhalb des offiziellen Gesundheitssystems quasi im Untergrund praktiziert. Aufgrund massiven Drucks von Seiten der Indigenen und ihrer jahrelangen Forderung nach einer selbstbestimmten und kulturelle Werte berücksichtigenden Gesundheitsversorgung (Durie 1994), erhielten manche Heiler nun die Möglichkeit, im Rahmen der Basisgesundheitsdienste ihrer therapeutischen Arbeit nachzugehen.

Zum Begriff „Traditionelle Heilkunde der Maori"

Wesentliche therapeutische Elemente des traditionellen Medizinsystems der Maori, welches auf dem indigenen (bzw. polynesischen) Weltbild beruht, sind auch in der westlich geprägten, postkolonialen Gesellschaft noch von Bedeutung. „Traditionelle Maori-Medizin" (Rongoa Maori) meint im allgemeinen jene therapeutischen Praktiken, die auf den religiösen und soziokulturellen Überlieferungen der polynesischen Vorfahren sowie der spezifischen Krankheitskonzeption beruhen. Diese wiederum steht in enger Verbindung zu dem im gesamten ozeanischen Raum bekannten Konzept eines sozioreligiös begründeten Verhaltenskodex, des sogenannten „Systems von Mana und Tabu."

Gleichwohl beinhaltet die „zeitgenössische Maori-Medizin" im Sinne eines heilkundlichen Synkretismus auch christliche Glaubenselemente und beruft sich bei einigen symbolischen Heilritualen auf das Alte Testament.

Gesundheits- und Krankheitskonzept

Aus der Sicht der Indigenen weist eine gesunde Person vier Qualitäten auf: erstens die spirituelle Qualität, taha wairua (Seele, religiöse Ebene), zweitens die emotionale Ebene, *taha hinengaro* (Gedanken- und Gefühlswelt), drittens die physische Ebene, *taha tinana* (der physische Körper), und viertens die Ebene der sozialen Beziehungen, insbesondere innerhalb der Familie und Verwandtschaft, *taha whanau*. Alle vier Ebenen müssen im Einklang miteinander funktionieren, um Wohlbefinden für eine Person zu gewährleisten. Während sich die moderne westliche Medizin fast ausschließlich auf *taha tinana* konzentriert, sind viele Maori über den Zustand ihres physischen Körpers nicht beunruhigt, solange das Familienleben harmonisch, die Gedanken, Gefühlswelt sowie spirituelle Aspekte in Ordnung sind (Durie 1994). Das bedeutet, dass Erkrankungen wie Diabetes, Adipositas, Asthma oder koronare Herzkrankheiten, die in der indigenen Bevölkerung überproportional häufig auftreten (Public Health Commission 1994), weit weniger von Belang sind als ein Todesfall innerhalb der Familie.

Zur Abgrenzung von Krankheiten mit erkennbaren physischen Ursachen werden Störungen des Allgemeinbefindens, die auf soziales Fehlhandeln oder einen Tabubruch zurückgeführt werden, auch in der Gegenwart als „Maori-Krankheit" (*mate Maori*) bezeichnet. Auch im Kontext mit Schwangerschafts- und Geburtsverhalten können traditionelle Vorstellungen insbesondere bei Geburtskomplikationen oder Tod des Kindes eine Rolle spielen (Binder-Fritz 1996).

Die traditionellen Heiler

Auch die modernen Maori Heiler und Heilerinnen sind nach wie vor Autoritätspersonen und Ansprechpartner in sozialen und religiösen Belangen. Zu den Klienten, die einen traditionellen Heiler aufsuchen, um mittels dessen Behandlung das Wohlbefinden wiederzuerlangen, zählen Maori und Pazifikinsulaner, gelegentlich auch Neuseeländer europäischen Ursprungs. Ein Teil jener Patienten, die zur Behandlung kommen, stammt aus niedrigen Einkommensschichten, die sich von der traditionellen Medizin auch Kostenersparnis erhoffen.

Zu den vielfältigen Aufgaben der Heiler und Heilerinnen mit jeweiliger Spezialisierung auf ihrem Gebiet, zählen heute vor allem:

1. Anwendung von Heilpflanzen
2. Physiotherapeutische Behandlungen
3. Psychotherapeutisch wirksame Maßnahmen
   (v.a. Gesprächs- und Familientherapie)
4. Durchführung symbolischer Heilrituale mit Suggestivcharakter
   (spiritual healing, Exorzismus)
5. Durchführung von Segnungszeremonien in ihrer Funktion als Ritualisten (v.a. im Zusammenhang mit kulturspezifischen Festlichkeiten und Trauerzeremonien)

Im Anamnesegespräch erkundigt sich der Heiler eingehend nach der familiären Situation und der Familiengeschichte seiner Klienten, um mögliche Ursachen für den sozialen oder spirituellen Konflikt aufzudecken. Für den Heiler ist dabei von großer Bedeutung herauszufinden, welche Rolle traditionelle Krankheitsvorstellungen (insbesondere Angst vor Schadenszauber) bei der Lebensgestaltung der Klienten spielt. Gerade quälende Gedanken im Zusammenhang mit Schuldgefühlen sowie Angst vor Bestrafung nach sozialen Fehlhandlungen gehören zu jenen Mechanismen, die an der Genese psychosomatischer Krankheiten maßgeblich beteiligt sein können.

Traditionelle Therapien

Das therapeutische Angebot der einzelnen Heiler ist sehr unterschiedlich und zudem von deren Persönlichkeit, ihrem religiös-medizinischen Weltbild sowie dem Grad der Einbindung in staatliche Institutionen abhängig. Heilpflanzen werden vor allem bei Diabetes und Adipositas, Herz- und Kreislauferkrankungen, Asthma und anderen Erkrankungen der Atemwege sowie bei Magen- und Darmstörungen oder Erkrankungen der Haut und Geschlechtsorgane und Infektionen der Harnwege verabreicht. Unter den zahlreichen verwendeten Präparaten scheinen *kawakawa* (Makropiper excelsum) und *kumarahou* (pomaderris kumaraho) ein breites Wirkungsspektrum aufzuweisen.

Massage, Lymphdrainage, Wasser- und Wärmetherapien werden bei Schmerzsymptomatik des Muskel- und Bewegungsapparates, rheumatischen Beschwerden sowie bei Herz- und Kreislauferkrankungen eingesetzt. Zeigt ein Patient Symptome wie Besessenheit oder andere psychische Störungen, wie Angstneurose, Wahnvorstellungen, oder schizoides Verhalten, wird häufig ein spiritueller Heiler aufgesucht, da vor allem ältere Familienmitglieder an die Möglichkeit von Schadenzauber denken. In ausführlichen Gesprächen mit den in solchen Fällen meist anwesenden Familienmitgliedern versucht der Heiler einen Hinweis auf den, der psychischen Störung zugrundeliegenden Konflikt oder etwaige Familienzwistigkeiten zu erlangen. Psychische Störungen treten heute insbesondere auch im Kontext mit der Alkohol- und Drogenproblematik auf. Manche Heiler setzen „spiritual healing" hier begleitend zu konventioneller Alkohol- und Drogentherapie ein.

Symbolische Heilrituale – spiritual healing

Nach wie vor ist der ganzheitliche und transzendentale Zugang zum Heilen charakteristisch. Am Anfang jeder Behandlung wird ein Gebet (*karakia*) gesprochen oder eine Sequenz aus den Oraltraditionen rezitiert, um den spirituellen Aspekt des Heilvorgangs deutlich zu machen. Je nach weltanschaulichem Hintergrund der Heiler erfolgt dies in der Maori-Sprache, oder es wird ein christliches Gebet in Englisch gesprochen. Werden Heilpflanzen verabreicht, so wird auch dabei eine höhere Instanz um Unterstützung des Heilungsprozesses angerufen. Nach Aussagen der Heiler sind auch nur solche Pflanzenextrakte wirksam, bei denen sowohl Sammeln als auch Aufbereitung unter Einbeziehung der spirituellen Ebene erfolgte.

Bedeutsame Worte und kulturelle Symbolik sind die Hauptfaktoren für ein spirituelles Heilritual. Elemente aus der Schöpfungsmythe, Passagen aus der genealogischen Reihe des Heilers oder des Patienten, Psalme aus der „Maori-Bibel" (Altes Testament in Maori-Sprache) oder Beschwörungsformeln werden rezitiert. Die Behandlung ist von symbolischen Ritualen mit suggestivem Charakter begleitet. Die „Entfernung" des krankmachenden Übels erfolgt mittels Symbolhandlungen wie Handauflegen, Streichen über den Körper mit den bloßen Händen oder einem Zweig mit grünen Blättern. Das Berühren der kranken oder schmerzhaften Körperstelle erfolgt mit der Hand oder Ritualobjekten, wie z.B. Kupfermünzen. Handelt es sich um einen Patienten mit den Symptomen von „spirit possession", so stellen das Besprengen mit Weihwasser und das Auflegen der Maori-Bibel auf den Kopf oder andere Körperteile unabdingbare, therapeutische Elemente dar. Das Heilritual findet in einer rituellen Reinigung seinen Abschluss. Am häufigsten wird hier das Element Wasser eingesetzt. Die meisten Heiler verwenden dazu wieder Weihwasser, das – von bedeutungsvollen Worten begleitet – aus einem Glas oder Gefäß auf den Patienten gesprengt wird. Mitunter werden die im Heilritual verwendeten Hilfsobjekte, wie Kupfermünzen, Stoff oder dergleichen, vom Heiler in der Erde vergraben und können damit niemandem mehr schaden. Auch der Heiler selbst muss sich nach der Behandlung vom „Krankheits-Tabu" befreien. Dies geschieht meistens durch Besprengen von Kopf und Körper mit Weihwasser und Murmeln von religiösen Formeln.

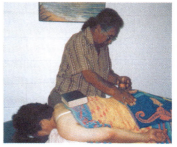
Maori Heiler

Einbindung der Familie

Da sich ein Individuum als Teil eines größeren sozialen Systems versteht, ist die Beteiligung der Familie im Falle von Krisen und Krankheit ein traditioneller und kultureller Aspekt der Behandlung und zudem als familientherapeutischer Ansatz zu interpretieren. Gemeinschaftsgefühl und Gruppenidentität sind weitaus wichtiger als eine individuelle Lebensgestaltung. Individualität und Unabhängigkeit werden nicht unbedingt als positive und gesunde Lebensgestaltung angesehen.

Mit den traditionellen Werten und Moralvorstellungen der Alten kommen die von westlicher Lebensweise geprägten, jugendlichen Maori in den Städten mitunter in Konflikt. Alkohol- und Drogenkonsum, Spannungen und offen ausgetragene Konflikte innerhalb der Familie sind die Folge. Dieses „Leben in zwei Welten" ist auch in den Zuweisungen an die psychiatrischen Abteilungen sichtbar: Für Maori in der Altersgruppe der 20–34 jährigen liegt sie dreimal höher als in der Gesamtpopulation (Public Health Commission 1994:64). Symbolische Heilrituale unter Beteiligung von Familienangehörigen und Einbindung kulturspezifischer Symbole zeigen in manchen Fällen therapeutische Wirksamkeit.

Zusammenfassung

Im Zuge einer allgemeinen kulturellen Revitalisation werden traditionelle Behandlungsformen wie exo- und endogene Anwendung von Heilpflanzen und physiotherapeutische Maßnahmen neu bewertet. Die zeitgenössischen Therapien der Maori vereinen im Sinne einer synkretistischen Heilkunde das religiös-medizinische Weltbild Polynesiens mit christlich-europäischen Vorstellungen. Zu diesen heilkundlichen Verfahren zählen die exo- und endogene Anwendung von Heilpflanzen, physiotherapeutische Maßnahmen wie Kalt- und Warmwassertherapie, Dampfbäder und Massagen, wobei der ganzheitliche und spirituelle Zugang zum Heilen im Vordergrund steht. Heilrituale, die der Kategorie „symbolisches", bzw. „spirituelles" Heilen zuzuordnen sind, werden vor allem bei jenen Krankheitsbildern eingesetzt, denen die westliche Schulmedizin verständnis-

und hilflos gegenübersteht, und die nur in ihrem kulturspezifischen Kontext verstanden und geheilt werden können. Auch bei der Behandlung von alkohol- und drogenabhängigen Maori wird neuerdings verstärkt auf traditionelle Therapien zurückgegriffen.

Das Beispiel aus Neuseeland stellt den gelungenen Versuch dar, eine an den soziokulturellen Bedürfnissen der Patienten orientierten, selbstbestimmten Gesundheitsversorgung von ethnischen Minderheiten in einer multi-ethnischen Gesellschaft anzubieten. Dieses Modell würde auch interessante Impulse für eine, die jeweiligen kulturellen Werte berücksichtigende, Migrantenversorgung im Westen bereithalten.

Literatur

BEST, ELSDON (1905). *Maori Folk Lore.* Dunedin, N.Z.

BINDER-FRITZ, CHRISTINE (1996). *Whaka Whanau. Geburt und Mutterschaft bei den Maori in Neuseeland.* Frankfurt: Peter Lang.

BINDER-FRITZ, CHRISTINE (1998). *Traditionelle Therapeutische Konzepte der Maori Neuseelands.* In: Ethnotherapien: Therapeutische Konzepte im Kulturvergleich. Tagungsband. CURARE Sonderband 14/1998. Arbeitsgemeinschaft Ethnomedizin. s. 105–108. Berlin: VWB

DURIE, MASON (1977). *Maori Attitudes to Sickness, Doctors and Hospitals.* New Zealand Medical Journal 86:483–5.

DURIE, MASON (1994). *Whaiora. Maori Health Development.* Auckland. Oxford University Press.

Gluckman, Laurie K. (1976). *Tangiwai – Medical History of New Zealand prior to 1860.* Christchurch (N.Z): Whitcoulls.

GRESCHAT, HANS-JÜRGEN (1980): *Mana und Tapu. Die Religion der Maori auf Neuseeland. Beiträge zur Kulturanthropologie.* Berlin: Reimer.

PUBLIC HEALTH COMMISSION (1994). *Our Health. Our Future. Hauora pakari, koiora roa. The state of the public health in New Zealand.* Wellington.

Heilung durch die Kombination von Schul- und Komplementärmedizin
Ein persönlicher Erfahrungsbericht

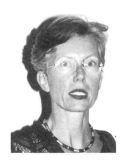

Dr. med. Christiane Ley
Kinderärztin – Atemtherapeutin – Klassische Homöopathie, Berlin

In der Ausbildung zur Kinderärztin habe ich die Grundlagen der Schulmedizin kennen gelernt und täglich angewendet. Einige Jahre später arbeitete ich in einer Beratungsstelle zur Früherkennung und Behandlung von behinderten Kindern und ihren Familien. Dort bin ich täglich mit den Grenzen dieser schulmedizinischen Methoden konfrontiert worden und habe zunehmend nach ergänzenden oder alternativen Maßnahmen gesucht, um die Situation der behinderten Kinder zu verbessern und ihre Integrationsmöglichkeiten in Schule und Familie zu fördern.

Retrospektiv gesehen waren dies allerdings nur winzig kleine Schritte auf dem Weg zur Komplementärmedizin. Die entscheidende Wende meines Lebens – in der Bibel spricht man von Umkehr – wurde durch eine eigene schwere Erkrankung ausgelöst: Ich hatte Krebs und wurde geheilt.

Dies erscheint einerseits wie ein Wunder und ist andererseits ein Meilenstein auf dem Weg persönlicher Bewusstseinsentwicklung – unfreiwillig ausgelöst durch die Krebserkrankung, der auch heute noch der Mythos der Unheilbarkeit anhaftet.

Erst diese unmittelbar existentielle Bedrohung meines Lebens hat mich derart tief erschüttert, dass ich alle bisherigen Grenzen und Erfahrungen überschritten und nach völlig neuen Wegen im Umgang mit Krankheit und Tod gesucht habe. Heute kann ich rückblickend sagen, dass ich in Wahrheit nach anderen „besseren" Möglichkeiten der Lebensgestaltung gesucht habe. Bis dahin war ich überwiegend mit reinem Überleben beschäftigt und habe Ängste und alle anderen sog. „bösen" Gefühle wie Wut, Zorn, Ekel, Hass etc. in meine inneren Organe verdrängt. Diese psychosomatischen Zusammenhänge von Kränkung und Krankheit, ihr gesetzmäßiges Zusammenwirken auf der materiellen und spirituellen Ebene und die individuellen Mechanismen der „Krebspersönlichkeit" konnte ich dank jahrelanger und oft extrem schmerzhafter, mühevoller Bewusstseinsarbeit aufdecken und mich auf diese Weise zunehmend aus ihrem Netz, aus dieser Art innerem Gefängnis befreien.

Die knallharte schulmedizinische Realität bestand aus einem pflaumengroßen, mittelreifen Plattenepithelcarcinom der Vulva (TNM-Stadium: pT2) und wurde im Juli 1995 in der Universitätsfrauenklinik München von dem Spezialisten für dieses Körpergebiet operativ entfernt.

Technisch und ästhetisch gesehen mit gutem Ergebnis, menschlich gesehen jedoch – in Bezug auf Betreuung und Aufklärung – katastrophal bis niederschmetternd. Kein Wort persönlicher oder kollegialer Anteilnahme, hingegen reichlich medizinisch-statistische Fakten, eine sachlich einwandfreie Aneinanderreihung von „Anschluss-Heilbehandlungen" (im Sinne von Stahl, Strahl und Chemo) ohne jede Hoffnung auf einen möglicherweise günstigen Verlauf der Erkrankung. Allein die Aufzählung der therapeutischen Maßnahmen lässt mich noch heute schaudern und erscheint mir wie ein Blick ins Waffenarsenal einer modernen Folterkammer. Konsequenterweise lehnte ich die vom Gynäkologen vorgeschlagenen weiteren radikalen operativen und strahlentherapeutischen Interventionen kategorisch ab.

Mit dem letzten Rest an Überlebenswillen verlangte ich statt dessen einen Psychoneuroimmunologen zu sprechen. Dieser Wunsch klang offenbar wissenschaftlich genug, um ernst genommen zu werden. Die Begegnung mit diesem Arzt und Kollegen war auf der menschlichen und fachlichen Ebene einfach wohltuend, nämlich von großer Achtung und menschlicher Anteilnahme geprägt, was dann in der Folge eine sehr aufbauende und unterstützende Wirkung hatte. Nachdem er Gespräche und Testverfahren durchgeführt hatte, erfuhr ich durch ihn allerdings eine weitere bittere Wahrheit: das Vorhandensein einer schweren Depression, die sich in der Tiefe meines Wesens ausgebreitet hatte. Übrigens eine häufig anzutreffende Kombination von schwerster körperlicher Erkrankung mit einer ebenso ernsten Störung auf der geistig-seelischen Ebene des Menschen. Unter Einsatz größter Anspannung zeigen die Krebspatienten nach außen hin extrem angepasste, gesellschaftlich akzeptierte Verhaltensweisen, während sich innerlich aggressive Selbstzerstörung bis hin zum passiven Selbstmord ausbreitet (psychotherapeutische Auffassung nach Wolf Büntig, ZIST).

Dieser Erfahrungsschatz führt mich heute zum Kern meiner Botschaft: Ganzheitliche Heilung ist möglich.

In der althochdeutschen Sprache kommt der wesentliche Bedeutungsunterschied zwischen gesund werden und Heilung zum Ausdruck:

Gesund werden, d.h. wieder stark werden
Heilung, d.h. im umfassenden Sinne ganz werden

In Bezug auf die schulmedizinische Behandlung von Krebs bedeutet dies, dass die berühmten drei „Waffen" Stahl, Strahl und Chemotherapie zwar (vorübergehend) die Beseitigung des Tumors, aber keine tiefgreifende Heilung bewirken können. Das Ziel schulmedizinischer Maßnahmen ist Symptomfreiheit, Heilung hingegen bedeutet das Erkennen und Lösen von psychosomatischen Zusammenhängen.

Dies ist immer ein Entwicklungsprozess, oft sogar ein mühevoller Weg der kleinen Schritte, dem die eigenverantwortliche Entscheidung des Patienten zugrunde liegt: Ich will leben.

Ohne diese bewusste Entscheidung für das Leben gewinnt die Angst im weiteren Verlauf des Krankheitsgeschehens die Oberhand. Sie wird zum zentralen Faktor, zum Seismographen der Lebensqualität: die Angst vor einem Rezidiv, die Angst vor der weiteren Ausbreitung in Form von Metastasen, die Angst vor Siechtum und baldigem Tod. Hinter der laborchemisch nachweisbaren Immunschwäche verbirgt sich auf einer tieferen Ebene die mangelnde Bewältigung von Lebenskonflikten, die ständige Unterdrückung von bösartigen Reaktionen (Bösartigkeit des Tumors). Der Mensch ist nicht mehr in der Lage, sich angemessen zu wehren (Abwehrschwäche).

Auch bei mir musste sieben Monate nach der Tumoroperation eine Lymphknotenmetastase, die sich in der linken Leiste gebildet hatte, operativ entfernt werden. Dies wurde auf meinen ausdrücklichen Wunsch hin in Lokalanästhesie durchgeführt, um unnötige Nebenwirkungen zu vermeiden und das Geschehen aktiv durch Atem- und Visualisierungsübungen zu unterstützen.

Nach meiner heutigen Erfahrung aus der Sicht als Ärztin und als leidgeprüfte Patientin sehe ich die ganzheitlichen Heilverfahren als einen entscheidenden Impuls zur Selbstheilung an. Dieser Impuls, gekoppelt mit der inneren Bereitschaft zum Leben, ist das Primäre; die Wahl der Methode ist das Sekundäre.

Unter den ganzheitlichen Heilverfahren fiel meine Wahl auf die Klassische Homöopathie, auf den Erfahrbaren Atem nach Professor Ilse Middendorf und auf die Meditation. Entscheidende Hinweise für eine ganzheitliche Lebensweise erfuhr ich in einer Kurklinik für Anthroposophische Medizin.

Der Erfahrbare Atem nach Prof. Ilse Middendorf ist eine Form der Leibtherapie, deren zentrales Anliegen die Entwicklung des Empfindungsbewusstseins ist. Da der Atem alle Dimensionen menschlichen Daseins umschließt, sowohl die leiblichen als auch die seelischen und geistigen, ist hierüber Heilung im ganzheitlichen Sinne möglich. In dem Maße wie die heilen Anteile, das Selbstvertrauen wächst, können entsprechend die kranken Anteile, die Angst weichen. Entscheidend ist die innere Bereitschaft, sich zu öffnen, sich auf das Neue einzulassen und Altes loszulassen. Der Weg führt aus der Enge in die Weite, aus der Dunkelheit ins Licht.

Dank der erwähnten Heilverfahren der Komplementärmedizin sind meine Abwehrkräfte gestärkt, sind meine Lebensfreude und Vitalität zurückgekehrt und stetig gewachsen und ist meine Angst vor einem Rückfall gewichen. Vier Jahre nach Ausbruch der Krebserkrankung lebe ich mit der festen Überzeugung, diese Krankheit für immer überwunden zu haben.

Zusammenfassend halte ich im Umgang mit chronischen Krankheiten das Zusammenwirken folgender Therapiesäulen für wesentlich und erfolgversprechend:

1. Schulmedizinische Maßnahmen
   (soviel wie nötig, sowenig wie möglich)
2. Stärkung des Immunsystems (z.B. Mistelpräparate, Horvi)
3. Energiearbeit (z.B. Atemarbeit, Meditation)

Fortschritte im Sinne der Heilung können wir nur dann erzielen, wenn wir die Wege und Methoden der Schulmedizin und der Komplementärmedizin im Einzelfall ganz individuell miteinander kombinieren und integrieren.

Sterbebegleitung nach dem tibetischen Diamantweg-Buddhismus

Lama Ole Nydal
Buddhistischer Lehrer, Dänemark

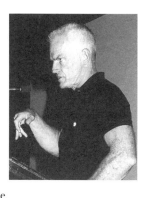

Der tibetische Diamantweg-Buddhismus spricht Bereiche an, in denen üblicherweise gehofft und gebetet wird oder Wünsche geäußert werden. Da diese Religion vor allem mit Bezug auf Tod und Sterben ganz detaillierte Aussagen macht, wird es manchem Leser ungewöhnlich „handfest" erscheinen, wie ich mir das Handlungsfeld buddhistischer Sterbebegleiter vorstelle.

Was diese Begleiter zur Sterbehilfe vor allem beitragen können, sind Erklärungen zum Wesen des Geistes, zum Sterbevorgang als solchem sowie zu den inneren Erlebnissen, die danach auftreten. Ich möchte hier ein paar allgemeine wie auch persönliche Gründe anführen, warum ich als nüchterner Däne den Sinn dieser uralten Hilfsmittel in keiner Weise bezweifle.

Berührungspunkte mit der Heilkunde haben die Diamantweg-Lehren reichlich, z.B. betreffs der Nahtod-Erfahrung. Wenn auf dem OP-Tisch oder beim Unfall das Herz für bis zu fünf Minuten stehen bleibt, folgt meist kein Hirnschaden, und die Erfahrungen, die während dieser Zeit gemacht werden, stimmen im Großen und Ganzen bei den meisten überein und sind sehr überzeugend für den Erleber. Dutzende Bücher sind darüber geschrieben worden. Interessanterweise decken sich diese Ergebnisse in hohem Maße mit den Jahrtausende alten Aussagen des Tibetischen Totenbuches. Erlebnisse unter tiefer Hypnose untermauern dies noch.

Schließlich werden die Erklärungen auch von den Erinnerungen bewusst wiedergeborener Lamas ergänzt. Bisher ist es nicht möglich, die Vorgänge im gesamten Zeitraum zwischen Tod und Wiedergeburt zu beweisen. Am meisten begeistern mich selbst die Verwirklicher, die sich an nachprüfbare Tatsachen aus früheren Lebenszeiten erinnern – vielleicht, weil ich mich selbst dazuzählen kann.

In meinem letzten Leben war ich in Ost-Tibet, um zum Schutz der Bevölkerung und Mönche gegen chinesische Soldaten zu kämpfen. Seit frühester Kindheit habe ich spannende Wach- und Nachtträume von Kämpfen in den zwanziger und dreißiger Jahren in den dortigen Bergen. Auch stießen meine Frau Hannah, ein paar Freunde und ich 1986 als erste Weiße in ein von den chinesischen Besatzern verbotenes osttibetisches Gebiet vor und haben dort beide den Geburtsort unseres Lehrers, des 16. Karmapa, wiedererkannt. Es ist ein Dorf am Goldenen Fluss vor der Stadt Kantze. Karmapa selbst bestätigte mich als Wiedergeburt eines Schützers der Karma Kagyü Linie, und da seine Aussagen meine eigenen Erinnerungen sowie mein jetziges Umfeld und meine Gewohnheiten erklären, bin auch ich selbst davon überzeugt.

Solche Behauptungen wären völliger Unsinn, wenn die allgemeine Sichtweise stimmen würde, dass das Gehirn das Bewusstsein herstellt. Buddhisten gehen aber davon aus, dass das Hirn das Bewusstsein umformt. Es ist der Empfänger und nicht der Sender. Bewusstseinsströme *fließen seit anfangsloser Zeit* wie Rundfunkprogramme durch den Raum. Selbst ihrem Wesen nach Raum und mit allem verbunden, werden sie nur leidvoll erfahren wegen der Wahnvorstellung, dass sie abgetrennte Ich's darstellen.

Diese Ströme verknüpfen sich mit Körpern und äußeren Umständen, die ihrem Karma entsprechen und tragen dabei ihre in früheren Leben aufgebauten Haupteigenschaften mit. Danach füllen sie im Laufe eines Lebens den Geist mit unzähligen Eindrücken, die nach dem Tod wieder hochsteigen. Wenn wegen der fehlenden Sinneseindrücke keine weiteren Botschaften mehr ankommen, erscheint wieder die am stärksten gespeicherte Gefühlsneigung und führt einen ins nächste Leben.

Was ein buddhistischer Sterbebegleiter leisten kann, wäre, auf Wunsch die Menschen auf die Vorgänge des Sterbens sowie auf die Erfahrungen nach dem Tod vorzubereiten. Manche Menschen werden mit dem Großteil der möglichen Auskünfte etwas anfangen können. Doch auch sehr knappe *Erklärungen können für Sterbende hilfreich* sein: Zum Beispiel wäre ein festes Vertrauen, dass der Geist an sich klares Licht und Raum ist und deswegen unzerstörbar, unendlich wichtig für viele. Da jeder weiß, dass Körper vergehen und bedingte innere Zustände nicht haltbar sind, könnte diese letztendliche Sicherheit vielen Leuten innere Ruhe bringen.

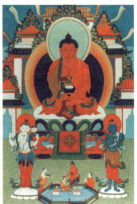

Buddha des grenzenlosen Lichts in seinem Bereich höchster Freude

Hier ein kurzer Überblick über die Mittel, welche erfahrungsgemäß die Todesangst vieler Menschen mindern können:

- Bei Sterbenden, die selbst eine Ausbildung erfahren haben, könnte man sagen: „Wie wäre es, wenn du dir dein Gehirn als Empfänger vorstellst und nicht als Hersteller deines Bewußtseins? Eigentlich weißt du vieles, was du nicht hättest wissen können. Wenn du an Leute denkst, kommt oft am nächsten Tag ihr Brief!" Oder: „Wie oft ahnst du nicht schon, wer anruft, bevor du die Stimme hörst?". Man könnte auch fragen: „Wie findest du die Vorstellung, dass Raum kein totes Loch ist, das uns trennt, sondern ein Behälter, der uns umfasst? Kannst du dir vorstellen, dass dein Bewusstsein als Ergebnis früherer Leben jetzt diesen Körper und deine jetzige Umgebung erfährt? Dass er nun seinen Eindrücken gemäß in andere Umstände gehen wird?". Hier kann man mit der Erklärung nachhelfen, dass Bewusstheit Raum und Energie ist. Beides kann sich ändern, aber nicht vergehen. Solche Worte nehmen den Sterbenden das Unbehagen vor dem vermeintlichen großen Verlust sowie die Sorge, dass plötzlich alle Liebe, Freude und Erfahrung sinnlos und verschwunden wären.

- Man muss auch auf die Vorstellungswelt des Einzelnen eingehen. Bei religiösen Menschen sollte man z.B. nicht auf dem Totenbett versuchen, ihre Weltanschauung zu verbessern. Es ist sinnvoller, den bereits bestehenden Glauben zu unterstützen. Auch Opfern von Gewalt sollte beim Sterben geholfen werden, zu verstehen, dass die Täter eher irregeführt als böse waren. Alle suchen ihrem Hintergrund entsprechend Glück, nur führen solche Verhaltensweisen die Menschen unvermeidbar ins Leid. Dank dieser Sichtweise kann man entspannt mit der Welt abschließen und allen ein nützlicheres Verhalten wünschen. Die alten schlechten karmischen Verbindungen lösen sich bei der Einsicht, und man braucht sich im nächsten Leben nicht wieder zu begegnen.

- Wenn Menschen gewählt haben, ohne Religion zu leben, soll ihnen auch zum Lebensende kein Glaube aufgedrängt werden. Man kann ihnen aber durchaus die Möglichkeit geben, ihre Sicht zu erweitern und z.B. zu lernen, wie andere Völker dem Tod begegnen. Hier wären wieder die Tibeter nützlich, denn sie haben ein besonders ungestörtes Verhältnis zum Tod. Die Mitglieder der drei alten „Rotmützen"-Schulen lernen oft schon früh im Leben, das Bewusstsein aus der Schädeldecke „herauszuschleudern". Diese Meditation heißt „Phowa" und führt neben überzeugenden „geheimen" und „inneren" Zeichen bei den Übenden zu einer zusätzlichen, winzigen Öffnung auf der Schädeldecke. Als Bluttropfen oder kleiner Riss erkennbar, bleibt die Öffnung durch den Schädel auch hinterher bestehen; viele Teilnehmer der rund ein Dutzend jährlichen Phowa-Kurse besuchen dadurch Bewusstseinsebenen von höchster Freude. Seit 1987 habe ich über 30.000 Menschen rund um die Welt dieses Mittel eines bewussten Sterbens beigebracht. Auch die Diamantweg-Buddhisten der Karma Kagyü Linie, die als Sterbebegleiter in der Hospiz-Bewegung arbeiten, waren bei meinen Kursen erfolgreich. Sie können auf Wunsch auch dem Bewusstsein anderer dazu verhelfen, nach dem Tod in befreite Bereiche zu gelangen.

Um den Sterbenden diesen Reichtum an Mitteln zu eröffnen, genügt mitunter ein einziger Ratschlag: „Die Tibeter stellen sich das Beste, was sie kennen, oberhalb ihres Kopfes vor. Dorthin wollen sie gehen. Versuch das mal." Besteht darüber hinaus die Bereitschaft, in ungewohnte Bereiche vorzustoßen, können gezielte Mantras fast jedem helfen – vor allem die häufige Wiederholung der Silben OM AMI DEWA HRIH. Diese Schwingungen ziehen die Energien des Sterbenden spürbar nach oben, und der folgende ruhige, innere Druck auf die Schädeldecke lässt oft große Zuversicht entstehen. Zur Umformung aller Begierden, die die Wesen an die Welt binden, ist auch die Vorstellung eines durchsichtigen roten Lichtbuddhas sehr geeignet. Während man das eben erwähnte Mantra spricht, stellt man sich ihn oberhalb des eigenen Kopfes vor, in derselben Richtung sitzend wie man selbst.

Und was kann man all jenen sagen, die zur Erfahrung des Sterbens etwas wissen wollen, dabei aber alles „Übersinnliche" ausklammern möchten?

Bei einem Tod, der nicht augenblicklich erfolgt, verschwindet allmählich die Beherrschung des Körpers. Während sich das Bewusstsein von den Sinnen zurückzieht, kann man sich immer schwerer bewegen. Danach beginnen Nase und Mund zu laufen und ein Kältegefühl zieht von den Fingern und Zehen bis zur Körpermitte. Währenddessen wird die Atmung zunehmend stockender.

Während dieser Vorgänge flackert beim Meditationsunerfahrenen das Bewusstsein. Manchmal ist der Sterbende hellwach. Wollen sich die Herumstehenden dann mit ihm verständigen – oder er sich mit ihnen – ist diese Klarheit oft schnell wieder vorbei. Wer schon einmal Sterbende beobachtet hat, wird den bisherigen Erklärungen zustimmen können; vielen sind sie wohl auch genug. Hat man aber Vertrauen in den Diamantweg, gibt es noch weitere Erklärungen, die auch die alten Schulen Tibets so berühmt gemacht haben. Bei Kursen erkläre ich meinen Schülern folgendes:

Nach dem letzten Ausatmen wird sich ein mondsteinweißes Licht, das bei der Entstehung der Körper dem Samen des Vaters folgte, von der Schädeldecke durch die Zentralachse der Körper auf die Herzensebene hinabbewegen. Das wird 10 bis 15 Minuten dauern. Während dieser Zeit erlebt man ein sehr feines Licht, wie ein schönes Mondlicht. Vielleicht hört man dabei auch das Geräusch eines langgezogenen HAANG. Dreiunddreißig unterschiedliche Gefühle, die alle von Zorn herrühren, verschwinden. Dadurch wird das Bewusstsein klar werden. Alle, die das Phowa nicht kennen oder nicht gezielt meditiert haben, erleben hier ungefähr dasselbe.

Wenn das klare Licht auf Herzenshöhe mitten im Körper angekommen ist, wird ein rotes Licht hochsteigen. Es entsteht eine Handbreit unterhalb des Nabels. Es stammt vom Ei der Mutter, ist durchsichtig und bewegt sich 10 bis 15 Minuten lang durch die Körpermitte nach oben. Das Erlebnis ist unbeschreiblich wonnevoll. Dabei erfahren viele ein Geräusch wie ein langes AAH, und vierzig Gefühle, die aus Begierde und Erwartungen entstanden waren, lösen sich damit auf. 20 bis 30 Minuten nach dem Tod verschmelzen weißes und rotes Licht auf Herzenshöhe in der Brust und alles wird zunächst schwarz. Hierbei verschwinden sieben Gefühle, die aus Dummheit herrühren. Dann entsteht ein riesiges klares Licht – und wer das halten kann, wird erleuchtet. Es ist das Ziel, der zeitlose Wahrheitszustand. Alles, was dem Geist an Kraft und Fähigkeiten innewohnt, wird sich zu diesem Zeitpunkt im Herzzentrum bewusst.

Wer Sterbende begleiten möchte, kann natürlich auch einfacher reden. Zum Beispiel kann man ganz allgemein den Sterbenden raten, immer in das klarste Licht zu gehen, das sie wahrnehmen können. An weitere Belehrungen zu den Erlebnissen nach dem Tod wird sich der Verstorbene nicht oder wenig, Meditierende sicher nicht erinnern können. Sie müssen *ihm während der weiteren* Nachtoderfahrungen vom *Lama* oder von nahen Vertrauten seiner Erfahrung entsprechend gegeben werden. Hier ist es am wirksamsten, wenn der Lehrer auf schon vorhandene Entwicklungen zurückgreifen und das erwähnte Phowa oder die Erinnerung an Belehrungen oder Meditationen aus dem vergangenen Leben erwecken kann. So ermöglicht er den Toten, in überpersönliche Erlebnisbereiche zu gehen oder sich sinnvolle Wiedergeburten in der Menschenwelt zu suchen. Sogar das bloße Verhindern von Angst hat Sinn: Ständig kehrt im tibetischen Totenbuch der Satz wieder: „Fürchte nichts, es ist alles dein eigener Geist."

Es vergehen nicht mehr als 7 Wochen, bis die stärksten Neigungen im Speicherbewusstsein voll herangereift sind. Danach erlebt man eine Wiedergeburt. Ohne geistigen Lehrer und die hier erwähnten geistigen Hilfsmittel hat man dabei kaum eine Wahl. Dann entscheiden die wegen der fehlenden Sinneseindrücke aus dem Speicherbewusstsein auftretenden Gefühle, welcher Erlebnisbereich sich durchsetzen wird. Was zu der Zeit vorherrscht – ob Stolz, Eifersucht, Begierde, Verwirrung, Geiz oder Zorn – entscheidet dann über Glück und Leid des nächsten Lebens. Den Wesen an dieser Schnittstelle zu helfen, bedeutet eine wirklich umfassende Sterbebegleitung und ist eine Wohltat ersten Ranges.

Von der „Stadtgesundung" zur „Gesunden Stadt"

Dr. Dirk Schubert
Technische Universität Hamburg-Harburg

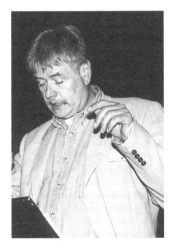

„Stadtluft macht krank", so ein empirischer Befund, der sich durch die Literatur zu städtischen Gesundheitsverhältnissen des 19. Jahrhunderts zieht. Zwar haben neuere Studien hier ein differenzierteres Bild ergeben, die Frage „Macht Stadt krank?" ist aber immer noch Gegenstand heftiger Kontroversen. Stadtplanung kann dabei gesundheitsgefährdende oder gesundheitsfördernde Wirkungen implizieren. Der Zusammenhang von Gesundheit und Stadtplanung ist nur selten Gegenstand systematischer Untersuchungen gewesen, und die Thematik Gesundheit und Stadtplanung hat im historischen Verlauf unterschiedliche Fokussierungen und Konjunkturen erlebt. Hier soll auf die Frage eingegangen werden, welchen Stellenwert Stadtplanung in diesem Kontext hat, welche Zusammenhänge es zwischen Stadt(planung) und Gesundheit gibt und was Stadtplanung zur Herstellung 'gesünderer Städte' leisten kann.

Was ist Stadtplanung, was macht Stadtplanung?

Stadtplanung ist ein räumlicher Gestaltungsvorgang sozialer Lebensverhältnisse mit vielfältigen Folgen für Gesundheitsverhältnisse. Die Stadtplanung legt Art und Maß von baulichen Nutzungen fest: also die Art der Nutzungen (z.B. Wohnen, Arbeiten, Verkehr, Grünflächen) und die Dichten (Anzahl der Geschosse, Überbauung von Grundstücken) an diversen Standorten (z.B. Innenstadt, Peripherie). Stadtplanung hat durch die räumliche Festlegung von Nutzungen damit einen nicht unwesentlichen Einfluss auf die Wohn- und Lebensverhältnisse, auf mögliches Wohl- bzw. Nichtwohlbefinden von Bevölkerungsgruppen. Der Begriff der 'räumlichen Ordnung' bildet dabei eine Schlüsselkategorie. Umwelt und hier Stadt, technisch und sozial betrachtet, beeinflusst die 'Gesundheit des Menschen'. Diese Erkenntnis ist weder originell noch neu. Ein knapper Rückblick mag aber die Veränderungsprozesse und Paradigmenwechsel der Betrachtungsweise von Stadt und Gesundheit illustrieren.

Die Disziplin der Stadtplanung ist gegen Beginn diesen Jahrhunderts entstanden. Neben Ingenieuren und Architekten haben dabei vor allem auch Ärzte und Hygieniker eine große Rolle gespielt. Seuchen, wie z.B. die Cholera-Epidemie 1892 in Hamburg, machten die Notwendigkeit von städtischen Planungen unter Einbeziehung der Ver- und Entsorgungssysteme und der Hygiene drastisch deutlich.

Dahinter standen allerdings häufig auch paternalistische Vorstellungen der Stadtplaner, aber auch der Hygieniker und Mediziner, wie eine gesunde Stadt auszusehen hätte und wie vor allem die unteren Bevölkerungsschichten zu 'gesundem Wohnen' und Leben erzogen werden könnten. Diese Vorstellungen richteten sich vor allem gegen die Elendsviertel, die Slums, in denen der Zusammenhang zwischen ungesunden Wohnverhältnissen und Sterblichkeit empirisch belegbar war. In den Elendsvierteln kumulierten Armut, Krankheit, 'ungesunde Verhältnisse' und häufig auch abweichendes Verhalten. Die Hygiene wird damit zu einem Disziplinierungsanspruch, und der Stadtplanung kommt bei der Umsetzung von Hygienestandards eine zentrale Rolle zu.

Die Fragen lauteten: „Macht Stadt krank?" und „Kann durch Stadtplanung eine gesunde oder gesündere Stadt geplant werden?" Zwei kontroverse Positionen belegen die Debatte um die Großstadt:

- Ein Argumentationsstrang arbeitete die Zivilisationsschäden der Großstadt heraus, beklagte die geringere Anzahl der tauglichen Rekruten in den Städten, verwies auf das angeblich gesündere Leben auf dem Lande und identifizierte die Städte pauschal als krankmachende Faktoren.
- Die Gegenposition, verwies auf die geringere Säuglings- und Kindersterblichkeit, die geringere Mortalität und bessere Gesundheitsversorgung in den Großstädten .

Für beide Argumente ergaben Land-Stadt-Vergleiche empirische Belege.

Schließlich aber musste die Verstädterung und Vergroßstädterung akzeptiert werden, der Prozess war nicht reversibel. Man musste mit den Großstädten leben, es galt aber, sie zu verbessern und lebenswerter zu gestalten: Es galt sie „gesünder zu machen". Die Stadtplanung nutzte die Argumente der wissenschaftlichen Hygiene und suchte sie umzusetzen. Licht, Luft und Sonne waren zentrale Argumente der sich gegen Ende des 19. Jahrhunderts konstituierenden Disziplin der Stadtplanung, die sich zunächst auf 'Schadensbegrenzung' bezog. Dies implizierte normative Elemente zur Verbesserung der hygienischen Standards.

Später wurden präventive Argumente einbezogen, die bei der Planung neuer Stadtteile und gesunder Wohnungen ihren Niederschlag fanden. Verschiedene Reformbewegungen – Wohnungsreformbewegung, Bodenreformbewegung, Gartenstadtbewegung, Vegetarierbewegung, Körperkulturbewegung – einten das Interesse an einer 'Gesundung der Stadt'. In den 20er Jahren verschmolzen diese Bewegungen, und in den Siedlungen des neuen Bauens an der Peripherie der Städte wurden die Vorstellungen der 'gesunden Stadt' exemplarisch umgesetzt. Neue Badeanstalten, Sportplätze und vor allem gesündere Wohnungen mit Querlüftung und Innentoiletten entstanden im Rahmen öffentlicher Wohlfahrts- und Gesundheitspflege.

In den dreißiger Jahren wurde das Thema der 'Stadtgesundung' von den Nationalsozialisten politisch-ideologisch vereinnahmt. Die Städte galten als Unorte, als Orte des Bolschewismus, die ausradiert und radikal zu 'gesunden', d.h. zu sanieren wären. Die angebliche Dekadenz der Großstadtjugend galt es zu beseitigen, um im Dienst des Vaterlandes die vormilitärische und militärische Ausbildung zu verbessern.

Stadtplanung und Gesundheit

Auch in der Nachkriegszeit wurde aufgrund fachlicher und biographischer Kontinuitäten an diese Argumentation angeknüpft. Es galt, die 'biologischen Nachteile der Großstadt' auszumerzen. In den sechziger Jahren verschwand das Thema Gesundheit aus dem städtebaulichen Diskurs, und bis heute hat es nicht wieder die Bedeutung von früher erlangt. Dafür können folgende Gründe angeführt werden:
- Belichtung und Belüftung, die 'drei L': Licht, Luft und Lokus sind zur Selbstverständlichkeit und Routine geworden.
- Infektionskrankheiten sind weitgehend zurückgegangen und eher chronisch-degenerativen Erkrankungen gewichen.
- Die Vorsorge durch stadthygienische Maßnahmen ist aus den o.g. Gründen weitgehend überflüssig geworden.

Die Ziele der 'gesunden Stadt' sind dann in den siebziger Jahren auch in der ökologischen Bewegung aufgegangen. Heute sind die Forderungen des ausgehenden 19. Jahrhunderts verrechtlicht im Baugesetzbuch festgeschrieben. Dort heißt es, dass bei der Aufstellung von Bauleitplänen die 'Anforderungen an gesunde Wohn- und Arbeitsverhältnisse' zu berücksichtigen sind.

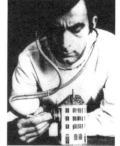

Der Architekt als Arzt

Die Gesundheitskonzepte in der Stadtplanung waren also zunächst 'von oben' verordnet worden. Derartige Konzepte der 'Zwangsbeglückung' werden nicht zuletzt wegen mangelnder Akzeptanz in letzter Zeit zunehmend durch Gesundheits- und Stadtentwicklungspolitik 'von unten' ersetzt und ergänzt, die Prävention, Selbst- und Mitbestimmung ins Zentrum rückt.

So hat die Weltgesundheitsorganisation WHO ein Konzept der 'Gesundheitsförderung' entwickelt und ein Programm 'Healthy Cities' initiiert, an dem inzwischen über 400 Städte teilnehmen. Hier heißt es: „Gesundheitsförderung zielt auf einen Prozess, allen Menschen ein höheres Maß an Selbstbestimmung über ihre Gesundheit zu ermöglichen und sie damit zur Stärkung ihrer Gesundheit zu befähigen". Die Verantwortung für die Gesundheitsförderung liegt deshalb nicht nur bei dem Gesundheitssektor: Mehr Ärzte bringen nicht automatisch immer mehr Gesundheit, sondern die Ansatzpunkte liegen in allen Politikbereichen, die es bezogen auf das Ziel gesünderer Städte zu vernetzten gilt.

Die Prozesshaftigkeit ruckt damit stärker in den Vordergrund, es gibt nicht die *gesunde* und die *ungesunde* Stadt und Stadtplanung, sondern es geht darum, die (objektiven) Lebensbedingungen und das (subjektive) Wohlbefinden zu befördern. „Eine gesunde Stadt verbessert kontinuierlich die physischen und sozialen Lebensbedingungen und fördert die Entfaltung gemeinschaftlicher Aktions- und Unterstützungsformen, beides mit dem Ziel, die Menschen zur wechselseitigen Unterstützung in allen Lebenslagen zu befähigen und ihnen damit die maximale Entfaltung ihrer Anlagen zu ermöglichen" (Hildebrandt/Trojan 1987: 23).

Dieses Ziel soll mit einem dezentralen Ansatz und vielfältigen Vorgehensweisen erreicht werden. Beispielhaft seien die folgenden Punkte genannt:

- Hinwendung zu gesundheitsfördernden Aufgaben
- Netzwerkförderung im Bereich der Gesundheitsvorsorge
- Entwicklung und Unterstützung von Selbsthilfegruppen

- Gründung neuer gesundheitspolitischer Organisationsformen
- Hinwendung zu einer ökologisch orientierten Gesundheitspolitik

Die WHO geht davon aus, dass nicht in allen Städten gleiche Vorgehensweisen gewählt werden müssen. Es geht vielmehr darum, einen Prozess in Gang zu setzen und ein positives Klima für die Umsetzung zu schaffen.

Die Parameter einer gesunden Stadt werden von Wohlfahrt, Zühlke, u.a. (1994) mit folgendem Katalog angegeben:

- Saubere, sichere, physische Lebensbedingungen hoher Qualität (einschl. Wohnqualität)
- Eine ökologisch gut ausgewogene Umwelt inmitten eines globalen Ökosystems, das sich auf lange Sicht selbst erhalten kann.
- Starke, sich gegenseitig unterstützende und sich untereinander nicht ausbeutende Gemeinschaften/Nachbarschaften.
- Ein hohes Maß an öffentlicher Teilhabe an Kontrolle über Entscheidungen, die das Leben, die Gesundheit und das Wohlbefinden beeinflussen.
- Die Gewährleistung der Grundbedürfnisse aller Bevölkerungsgruppen in Bezug auf Wasser, Unterkunft, Sicherheit, Arbeit.
- Zugang für alle zu einer breiten Vielfalt an Kenntnissen, Erfahrungen und Dienstleistungen mit der Möglichkeit zu mannigfaltigen Kontakten, Interaktion und Kommunikation.
- Eine vielfältige vitale und innovative Stadtökonomie.
- Förderung der Verbundenheit mit der Vergangenheit, mit dem kulturellen und biologischen Erbe und mit anderen ethnischen Erfahrungen, Gruppen und Individuen.
- Ein Stadtmodell und eine Regierungsform, die selbst zu den oben genannten Parametern passen und diese positiv verstärken.
- Ein optimales für jedermann zugängliches Maß an öffentlicher Gesundheits- und Krankheitsversorgung.

- Hoher Gesundheitszustand sowohl im Sinne eines positiven Gesundheitsstatus als auch im Sinne eines niedrigen Krankheitsstandes.

Mit dem Gesunde-Stadt-Vorhaben ist die Zielperspektive einer Beeinflussung der städtischen Politik und Verwaltung auf gesündere Lebensbedingungen vorgegeben. Dabei wirkt erschwerend, dass kaum ein Bereich städtischer Entwicklung keine gesundheitsbezogene Relevanz hat. Es handelt sich bei der Gesundheitsförderung also um eine Querschnittsaufgabe, bei der allerdings der Stadtplanung ein besonderer Stellenwert zukommt.

Was kann Stadtplanung für gesündere Städte leisten?

Zunächst: Gesundheit sollte nicht mit medizinisch definierter Nichtkrankeit verwechselt werden. Obwohl Gesundheit von den Bürgern ein hoch geschätztes Gut ist, hat es in der Politik bisher einen geringen Stellenwert. Weiter ist auf unterschiedliche Wahrnehmungen von 'Krankheit' und 'Gesundheit' zu verweisen, wenn etwa Länder der Ersten Welt mit denen der 'Dritten Welt' verglichen werden. Dies impliziert, dass Gesundheit(sförderung) weniger als Programm, sondern eher als Prozess verstanden werden sollte.

Im Rahmen der Stadt- und Bauleitplanung sind – so die gesetzlichen Grundlagen – die Träger öffentlicher Belange (TÖB) im Rahmen der Bauleitplanung zu beteiligen. Noch steht dabei Gesundheitspolitik als Sektoralpolitik neben Wohnungspolitik, Sozialpolitik, Verkehrspolitik und Stadtplanungspolitik etc., und bisher sind die Gesundheitsämter kaum beteiligt worden. Enge Bezüge weist die Stadtplanung auch zum Umweltschutz und den hier vorgeschriebenen Verfahren der Umweltverträglichkeitsprüfung auf. Auch der Zusammenhang zur kommunalen Sozialpolitik, zum Sport und zur Kultur ermöglicht eine stärkere Vernetzung mit gesundheitsbezogenen Zielsetzungen der Stadtplanung.

Die Schwierigkeiten einer weitergehenden Beteiligung liegen allerdings auf der Hand: Gesundheit ist wissenschaftlich kaum definierbar, Kooperationsdefizite und Ressortegoismen beziehen sich auf alle Fachressorts und -planungen, und die angespannte Haushaltslage der Kommunen ermöglicht kaum Spielräume für integrative Ansätze.

Im Bereich der Stadtplanung gibt es Leitbilder, die mit dem Ziel der Gesundheitsförderung vernetzt werden können oder bereits vernetzt sind:
- Frauengerechter Wohnungs- und Städtebau
- Familiengerechter Wohnungs- und Städtebau
- Kindergerechter Wohnungs- und Städtebau
- Nachhaltige (Stadt-)Entwicklung
- Ökologischer Wohnungs- und Städtebau
- Autoreduzierte und autofreie Quartiere

Das Problem der Gesundheitsförderung ist nicht zu trennen von der Entwicklung zunehmend ungleicher Lebenslagen, von der Armut im Wohlstand. Zwischen belasteten/vernachlässigten Gebieten und sozialer Benachteiligung gibt es Zusammenhänge, soziale Ungleichheit hat einen deutlich ausgeprägten Effekt auf die Gesundheit. Armut macht krank und Krankheit macht arm. Soziale Ungleichheit bezieht sich nicht nur auf die Verteilung materieller Ressourcen, sondern auch auf Gesundheit und Krankheit. Soziale Ungleichheit und Gesundheit sind eher vernachlässigte Themen in unserer Gesellschaft.

So gibt es kaum statistische Korrelationen zwischen Armut und Gesundheit, obwohl Fallstudien eine enge Korrelation vermuten lassen. Kleinräumige Daten fehlen, die Informationen der Armuts-, Umwelt- und Gesundheitsberichterstattung vernetzen. Die lokale Gesundheitsberichterstattung kann hier ein Instrument sein, die Informationen zu verbessern. Chancengleichheit muss Priorität haben bei der Schaffung gesundheitsfördernder Städte und Umwelt.

Es wird also nicht auf eine Priorisierung dieser Ziele, sondern auf eine Integration und Vernetzung der sektoralen Ziele ankommen. Das Oberziel – das weitreichendste Ziel – ist meiner Meinung nach die nachhaltige Entwicklung. Wenn es gelingt, unsere Wirtschaft, Gesellschaft und Städte nachhaltig und zukunftsfähig zu entwickeln, ist damit auch ein Beitrag für gesündere Städte gelegt. Im Zielkatalog der Charta von Aalborg zur Umsetzung nachhaltiger Entwicklung auf lokaler Ebene ist das Ziel der Gesundheitsfürsorge unter dem Thema der Verbesserung der Lebensqualität explizit als ein Schwerpunkt aufgeführt. Stadtplanung kann gesellschaftlich bedingte Ungleichheiten nicht verhindern. Aber sie kann versuchen, einen Beitrag zu einer nicht polarisierenden Stadtpolitik zu leisten, Spaltungsprozesse zu verhindern und die soziale, solidarische Stadt anzustreben versuchen. Dies wäre meiner Meinung nach zugleich ein Beitrag für gesündere Städte.

Literatur

HILDEBRANDT, H., Trojan, A. (Hrsg.) (1987): *Gesündere Städte – kommunale Gesundheitsförderung*, Hamburg.

TROJAN, A., STUMM, B. (1992): *Gesundheit fördern statt kontrollieren. Eine Absage an den Mustermenschen*, Frankfurt am Main.

WOHLFAHRT, N., ZÜHLE, W. u.a. (1994): *Stadtentwicklung unter dem Leitbild gesunde Stadt*, Dortmund.

Gesundheitsförderung in der Arbeitswelt

Marion Schneider
Klinikzentrum Bad Sulza

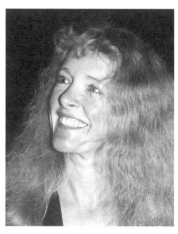

Gesundheitsförderung ist ein Gestaltungskonzept, welches über die Prävention hinausgeht. Sie „zielt auf einen Prozess, allen Menschen ein höheres Maß an Selbstbestimmung über ihre Gesundheit zu ermöglichen und sie damit zur Stärkung ihrer Gesundheit zu befähigen."[1] „Eine Gesundheitsförderung beinhaltet also gegenüber anderen präventiv ausgerichteten Maßnahmen, dass nicht nur der Schutz der Gesundheit oder die Reduzierung von Risikofaktoren intendiert wird, sondern dass die Beschäftigten selbst aktiv für die Förderung ihrer Gesundheit eintreten können. Betriebliche Gesundheitsförderung setzt somit Mitbestimmung der Beschäftigten voraus."[2]

Gesundheit ist in diesem Zusammenhang nicht als Zustand eines Menschen zu sehen, sondern als Fähigkeit – als Fähigkeit zur Situationsbewältigung.[3]

Die ersten wesentlichen Entwicklungslinien dieser „Saluto-Genese-Vorstellung" entwickelten der israelische Medizin-Soziologe Aaron Antonovsky (1979/1987) und der Trierer Gesundheitspsychologe Peter Becker

(1991). An zentraler Stelle in diesem Modell steht das individuelle Lebensgefühl, die Lebenseinstellung des Einzelnen. Es handelt sich nach Antonovsky um ein *Gefühl des Vertrauens*,
- dass die im Verlaufe des Lebens auftretenden Belastungen strukturiert, vorhersagbar und erklärbar sind (Gefühl der Strukturiertheit des Lebens oder „comprehensibility"),
- dass man über die Möglichkeiten verfügt, den Anforderungen, die durch die Belastungen ausgelöst werden, gerecht zu werden (Gefühl der Beherrschbarkeit des Lebens oder „manageability"),
- dass diese Belastungen Herausforderungen darstellen, die es wert sind, etwas zu investieren und sich zu engagieren (Gefühl der Sinnhaftigkeit des Lebens oder „meaningfulness").[4]

Gesundheit ist also ganz entscheidend das Ergebnis von Lebenseinstellung und von persönlichen Werten.

Betriebliche Gesundheitsförderung

Die bisherigen wissenschaftlichen Arbeiten im Bereich der betrieblichen Gesundheitsförderung kommen eindeutig zu dem Schluss, dass eine ganzheitliche Betrachtung der Lebensumstände des Einzelnen notwendig ist, um Gesundheit zu erzielen oder zu erhalten.[5] Zu berücksichtigen sind:
- Somatische und Psychosoziale Aspekte der Gesundheit
- Merkmale der Arbeit, die auf das Wohlbefinden, die Qualifizierung und die Handlungsfähigkeit des Beschäftigten Einfluss haben
- Verhaltens- und verhältnisbezogene Maßnahmen im Unternehmen (verhaltensbezogene Maßnahme: z.B. eine Rückenschule, verhältnisbezogene Maßnahme: z.B. Arbeitsplatzgestaltung)
- Mitwirkung und Mitbestimmung im Betrieb

In der WHO-Charta 1996 bereits wird der Begriff Gesundheitsförderung im Zuge der Aktion „Gesundheit für alle bis zum Jahr 2000" verabschiedet. Hier wird die Forderung aufgestellt, dass ein Arbeitsplatz als Quelle der Gesundheit dienen soll. 1989 hat die Europäische Union mit der Rahmenrichtlinie über „Die Durchführung von Maßnahmen zur Verbesserung der Sicherheit und des Gesundheitsschutzes der Arbeitnehmer bei der Arbeit" einen erweiterten Arbeits- und Gesundheitsschutz verabschiedet. Der Arbeitgeber wird verpflichtet, für die Sicherheit und den Gesundheitsschutz der Arbeitnehmer in Bezug auf alle Aspekte, die die Arbeit betreffen, zu sorgen.[6]

Gesundheitsförderung ist seit den 80er Jahren immer mehr in den Mittelpunkt gesundheitspolitischer Überlegungen gerückt. Standen anfangs eher die Risikofaktoren wie Unfallauslöser oder Krankmacher (z.B. Rauchen) im Mittelpunkt der Überlegungen, Untersuchungen und Arbeiten, so entwickelte sich in den 90er Jahren immer mehr ein *ganzheitliches Gesundheitsverständnis*. Dies ist bestens dokumentiert durch zwei Tagungen der Volkswagen-AG zum Thema Gesundheitsförderung 1989 und 1996 in Wolfsburg. Sie dokumentieren zugleich die vereinten Anstrengungen von Wissenschaft und Praxis für eine bedürfnisgerechte Arbeitswelt.

Betriebliche Anforderungen

In vielen deutschen Großunternehmen hat sich in den 90er Jahren das Wissen um die kostensparenden Effekte von präventiven Maßnahmen wie auch die Sorge um den Gesundheitsstand der Mitarbeiter in gesundheitsfördernde Investitionen umgesetzt. Die Entwicklung dieses Prozesses wurde seitens der Politik unterstützt und vorangetrieben. Forschungsprogramme wurden entwickelt und Forschungsgelder zur Verfügung gestellt. Durch den § 20 SGB V vom 20.12.1988 wurden Umwelt und

Betriebe zum Mitgestaltungsfeld der Krankenkassen in Sachen Gesundheit. Es entwickelte sich eine zunehmende Kompetenz der Krankenkassen in diesem Bereich, die sich sehr gut in den Broschüren und Arbeiten des Bundesverbandes der Betriebskrankenkassen manifestiert. Das erworbene Wissen und dessen Instrumentarium hinsichtlich betrieblicher Gesundheitsförderung wurde allen Unternehmen angeboten und basiert auf dem klassischen Wissen des Dreischritts von Analyse, Diagnose und Intervention. Fragebögen, Anleitungen für Gesundheitszirkel und Arbeitskreise Gesundheit sowie qualifizierte Beratung wurden angeboten und qualitätssichernde Maßnahmen der Evaluation angedacht und begonnen.

Gesundheitsberichterstattung

Besonders große Effekte konnten im Bereich der betrieblichen Gesundheitsberichterstattung erzielt werden. So wurden die Arbeitsunfähigkeitsdaten der Unternehmungen unter Wahrung des Datenschutzes zentral gesammelt und die Erkenntnisse der bereits 1994 über 130 Berichte in Unternehmen der Öffentlichkeit kontinuierlich zur Verfügung gestellt.[7]

Politische Rahmenbedingungen

Seit 1996 haben sich die gesellschaftlichen Rahmenbedingungen für die Gesundheitsförderung gravierend verschlechtert. Im Bereich der Rehabilitation wurde durch die Kampagne Fango-Tango die bisher gesellschaftlich vereinbarte positive Grundeinstellung zur Rehabilitation zerstört, und es wurden im Zuge der Kostendämpfung Maßnahmen institutionalisiert, die die Möglichkeiten einer Inanspruchnahme von Rehabilitationsmaßnahmen zusätzlich einschränkten. So wurden und werden Rehabilitationsanträge durch den Medizinischen Dienst der Krankenkassen selbst dann abgelehnt, wenn sie vom Arzt und der Krankenkasse befürwortet werden. Mit dem Beitragsentlastungsgesetz vom 01.11.1996 wurde die Prävention aus dem Maßnahmenkatalog der Pflichtaufgaben der Krankenkassen wieder gestrichen – so jedenfalls war zunächst das Verständnis der Gesetzesänderung. Auch hier wurde ein angeblicher Missbrauch von Versicherungsgeldern im Bereich der Prävention durch Krankenkassen für diese Maßnahme als Anlas genommen. Jeder soll, so die propagierte politische Auffassung, nunmehr für die eigene Gesundheit selbst verantwortlich sein. Streng genommen entfällt somit auch die Anforderung an die einzelnen Unternehmungen, sich mit dem Gesundheitszustand ihrer Mitarbeiter zu beschäftigen.

Diese politische Entscheidung, getroffen vor etwa eineinhalb Jahren, hat die hoffnungsvollen Entwicklungen einer kleinen, kompakten Branche zerstört. Die wenigen Präventionswissenschafter und in der Prävention Beschäftigten sind vielfach in ihrer Existenz bedroht. Arbeitsverträge wurden aufgelöst oder befristet, und ganze Abteilungen sind vollständig verschwunden. So gibt es beispielsweise das Gesundheitsberatungszentrum der Betriebskrankenkasse Bayer-Leverkusen nicht mehr. Begründung am Telefon: Die Prävention wurde vom Gesetzgeber gestrichen.

Ich möchte die These aufstellen, dass wir es momentan mit dem Kampf zweier sich ausschließender politischer und struktureller Systeme zu tun haben. Da stehen die Interessen einer mächtigen Industrie und eines großen Dienstleistungssektors, welche beide von der Krankheit der Menschen leben. Demgegenüber hat sich die Branche der Prävention wie auch der Rehabilitation zum Ziel gesetzt, den Menschen gesundzuerhalten bzw. ihn dahingehend zu trainieren. Diesem Widerspruch muss sich die Politik stellen, ob sie will oder nicht.

Besonders widersprüchlich sind die 1996 getroffenen politischen Entscheidungen auch wegen der im folgenden dargestellten Trends.

Unternehmen brauchen Gesundheitsförderung

Es liegen inzwischen eindeutige Belege in großer Zahl, beginnend mit Studien am Anfang der 80er Jahre, vor, die den volkswirtschaftlichen wie betriebswirtschaftlichen Nutzen von Präventionsprogrammen wissenschaftlich fundieren. Ich verweise hier zunächst auf die größte zusammenhängende Studie der Stanford University School of Medicine unter Kenneth R. Pelletier.[8] „Gesundheitsförderung am Arbeitsplatz rechnet sich". Die von Stanford aufgearbeiteten Studien wurden größtenteils von den Unternehmen selbst finanziert, da diese ein elementares Interesse an dem Kenntnisgewinn hatten und haben.

Exemplarisch möchte ich zum einen die Aktivitäten von Johnson & Johnson seit dem Ende der 70er Jahre benennen. Dieses Unternehmen ist weltweit führend im Bereich von Gesundheitspflegeprodukten (Health Care Products) und sah sich zu diesem Zeitpunkt mit rasch steigenden Ausgaben für die Krankheiten seiner Mitarbeiter konfrontiert. Das Unternehmen entschied sich deshalb zu eigenen Ausgaben im Bereich von Lebensstil-Änderungsprogrammen (lifestyle change programs) über einen Zeitraum von drei Jahren, und es konnten signifikante Änderungen bezüglich der Gesundheitsrisiken schon nach einem Jahr und bezüglich der Höhe der Krankheitskosten nach zwei bis drei Jahren festgestellt werden. Darüber hinaus verweist die Studie auf die nicht evaluierten, aber wahrscheinlich noch wesentlich höheren positiven Effekte im Bereich der Produktivitätssteigerung, sowohl der einzelnen Mitarbeiter als auch der Abteilungen.[9]

Und in diesem Sinne sagt der Vorstandsvorsitzende der VW Betriebskrankenkassen 1996: „Wir sehen die Gesundheitsförderung als ein Instrument an, um unsere Versicherten gesund zu erhalten und somit langfristig Kosten zu verringern. Damit meinen wir auch die Kosten des Unternehmens. Wir sehen uns als dem Unternehmen Volkswagen verbundene Krankenkasse aufgefordert, künftig noch mehr in die betriebliche Gesundheitsförderung zu investieren."[10]

Gesundheitspolitik fordert Gesundheitsförderung

Weltweit spiegelt sich in Erklärungen von WHO wie auch der Europäischen Gemeinschaft der Trend wider, Prävention und Rehabilitation einen größeren Stellenwert beizumessen. Die Politik in Deutschland hingegen schaltet um auf den Rückwärtsgang und entledigt sich somit ihrer möglichen Orientierungsfunktion.

Volkswirtschaft braucht Gesundheitsförderung

Die Kosten für fehlende Prävention werden immer gravierender und höher. Ich verweise hier nur auf den Band 27 der Schriftenreihe des Bundesministeriums für Gesundheit „Ernährungsabhängige Krankheiten und ihre Kosten" von 1993, welcher einen Vergleich mit den Ergebnissen des Jahres 1980 ermöglicht. Das Ansteigen der Kosten für verhaltensbedingte Krankheiten führt jedoch nicht zu einer stärkeren Investition in deren Verhütung. Diese kann nur politisch erfolgen. Ich möchte deshalb an dieser Stelle die Forderung nach dem Aufbau einer Präventionsindustrie stellen, welche alle Bereiche gesellschaftlichen Lebens und insbesondere auch die betriebliche Gesundheitspolitik mit berücksichtigt. So sagt der Sprecher des Gesamtbetriebsrats der Volkswagen-AG 1996: „Betriebliche Gesundheitsförderung kann selbst bei optimalem Funktionieren nur dann wirksam sein, wenn außerbetriebliche Lebensumstände nicht deren positive Wirkung neutralisieren. Persönliche Lebenskrisen mit gesundheitlichen Folgen innerbetrieblich aufzufangen, ist in den meisten Fällen unmöglich. Aber auch außerbetrieblich sind vielfältige Maßnahmen denkbar, die in einem guten Ergänzungsverhältnis zur betrieblichen Gesundheitsförderung stehen können."[11]

Diese Aussage ist vielfach wissenschaftlich belegt, wie der Tagungsband und auch Arbeiten aus den USA[12] zeigen. Ein Projekt „Gesundheitsförderung in der Gemeinde Bad Schönborn"[13] wie auch das Zentrum für aktive Gesundheitsförderung „Bauhof" als Projekt der Stadt Wolfsburg, der Volkswagen AG und der Volkswagen Betriebskrankenkasse zeigen auch in Deutschland neue, konkrete Möglichkeiten.

Verbraucher wollen Gesundheitsförderung

Bereits 1990 haben in den USA ein Drittel der erwachsenen Bevölkerung dort mindestens ein Mal pro Jahr komplementär- oder alternativmedizinische Angebote wahrgenommen. Untersuchungen fanden heraus, dass 30 bis 73 % der Kranken solche Angebote wahrnahmen, aber auch Gesunde – insbesondere mit höherem Bildungsstand – fragten komplementärmedizinische Angebote nach, und die Nachfrage wächst. Die privaten Ausgaben im Bereich der Komplementärmedizin waren 1990 fast so hoch wie die für die sogenannte Schulmedizin in den gesamten nationalen Ausgaben der USA.[14] Diesem Trend entspricht die Tatsache, dass in den USA die Bäderindustrie zu den am schnellsten wachsenden Branchen zählt.

Gesundheitsförderung ist Qualitätsmanagement

Gesundheitsförderung zieht vielfältige positive Effekte im Betrieb nach sich.[15,16,17] Ganz entscheidende Effekte sind die Verbesserung der Produktivität, der Qualität, der Effektivität und der Innovation im Unternehmen, wie insbesondere Roth herausarbeitet. Dies wird unterstützt durch die Untersuchungen von Bernhard Badura, der auf die Notwendigkeit der Erweiterung der Führungsqualifikation im Unternehmen verweist, um künftigen Anforderungen gerecht zu werden.[18]

Wissenschaftlicher Ausblick

Eine interdisziplinäre Zusammenarbeit der verschiedenen Wissenschaftsbereiche ist mehr denn je notwendig. Wir wissen heute, dass die Mehrzahl der Krankheiten sehr stark verhaltens- und situationsbedingt sind.[19] Wenn sich eine chronische Krankheit einmal herausgebildet hat, ist sie nur noch sehr schwierig heilbar – aber sie ist im Prinzip durch Prävention vermeidbar. Denken wir an Rauchen, Alkohol, Drogen, Ernährungsfehler, Bewegungsmangel, ungenügende Hygiene, aggressives und autoaggressives Verhalten, ungeschützte Sexualität usw. Deshalb plädiert der wissenschaftliche Ansatz von Public Health dafür, jeder der drei Phasen des Gesundheitswesens – Gesundheitsvorsorge/Prävention – Behandlung/Kur – Pflege/Rehabilitation – die nötige Aufmerksamkeit zu widmen.[20]

Politischer Ausblick

Zur Durchsetzung der generellen Verankerung von Prävention wie auch Rehabilitation im Gesundheitswesen ist die Politik umfassend gefordert. Handlungsorientierungen für das nächste Jahrtausend, die einen Zeitrahmen von Jahrzehnten umfassen, sind notwendig. Hier hat die Politik bisher noch nicht reagiert. Ich halte dies auch nur dann für möglich, wenn die Politik bereit ist, professionelles Wissen ganz gezielt in die Entwicklung von politischer Planung und Festlegung der künftigen politischen Rahmenbedingungen mit einzubeziehen.

Für die Gesundheitsförderung bedeutet dies, dass die Politik im Bereich der Aus-, Fort- und Weiterbildung länderübergreifende und nationale Ziele und Maßnahmen entwickeln und verankern sollte, die folgende Bereiche beinhalten:

- *Erziehungswesen* – von der Elternschulung über den Kindergarten über die Schule hin zu Fachhochschule und Universität wie auch berufliche Bildung
- *Gesundheitswesen* – von der ambulanten über die stationäre bis hin zur universitären Struktur der Behandlung
- *Gesellschaftliche Gesundheitsfürsorge* – vom Betrieb über die Gemeinde und den Landkreis zum Bundesland

Hierzu ist es notwendig, dass sich die Politik auf ihre Aufgabe besinnt, zum Gesamtwohl der Bevölkerung ein politisches Wertesystem zu verankern und volkswirtschaftlich Verantwortung zu übernehmen. Dies geht über das hinaus, was momentan betrieben wird, nämlich Reaktion auf wirtschaftliche und politische Bewegung (Krisenmanagement).

Eine neue Politik setzt ein neues Denken voraus. Es ist nicht ausreichend, einen „Paradigmenwechsel", wie der ehemalige Gesundheitsminister Seehofer sich ausdrückte, vorzunehmen. Es geht um die grundlegende Durchdringung der herrschenden Paradigmen (Ist-Analyse) und die Festlegung von neuen (Soll-Analyse) als politische Zielsetzungen mit der Festlegung eines zeitlich gestaffelten Maßnahmenkatalogs.

Anmerkungen

1 Ottawa-Charta der Weltgesundheitsorganisation, 1986

2 Bamberg, Eva, Ducki, Antje, Metz, Anna-Marie, Handlungsbedingungen und Grundlagen der betrieblichen Gesundheitsförderung, in: Handbuch Betriebliche Gesundheitsförderung, Göttingen 1998, S. 19

3 vgl. Badura, Bernhard, Qualitätssicherung und Evaluation betrieblicher Gesundheitsförderung, in: Schriftenreihe der Bundesanstalt für Arbeitsschutz, Tagungsbericht Gesundheitsförderung im Betrieb, Dortmund 1996, S. 228

4 vgl. Bös, Klaus, Fitness im Beruf – eine Aufgabe für die Sportwissenschaft? in: Huber, Gerhard, Fitneß am Arbeitsplatz, Waldenburg 1996, S. 15 f

5 Bamberg, Eva u.a., a.a.O. S.18ff, Stokols, Daniel, Pelletier, Kenneth R., Fielding, Jonathan E.,

The Ecology of Work and Health: Research and Policy Directions for the Promotion of Employee Health in: Health Education Quaterly, Vol 23 (2): 137-158, May 1996

6   vgl. Bamberg, Eva u. a., a.a.O., S. 22

7   Schröer, A., Sochert, R., Betriebliche Gesundheitsberichterstattung – Erfahrungen und Perspektiven aus Forschung und Praxis in : Z Präventivmed Gesundheitsförd (1994) 6:39-47 und Zoike, Erika, BKK-Krankheitsartenstatistik 1996 in: Die BKK 3/98, S. 117-124

8   Pelletier, Kenneth R., A Review and Analysis of the Health and Financial Outcome Studies of Comprehensive Health Promotion and Disease Prevention Programs at the Worksite, Michigan 1997

9   Fielding, Jonathan E., The LIVE FOR LIFE Program of Johnson & Johnson: Direct and Indirect Economic Benefits in: Opatz, Joseph P., Economic Impact of Worksite Health Promotion, Champaign, IL 1994, S. 209-228, hier insbesondere S. 227

10 Henker, Gerd, Gesundheitsförderung als Aufgabe von Krankenkassen in: Schriftenreihe der Bundesanstalt für Arbeitsschutz, Tagungsbericht Gesundheitsförderung im Betrieb, Dortmund 1996, S. 195

11 Bartels, U, Aufgabenstellungen betrieblicher Gesundheitsförderung aus der Sicht des Gesamtbetriebsrats der Volkswagen-AG in: Schriftenreihe der Bundesanstalt für Arbeitsschutz, Tagungsbericht Gesundheitsförderung im Betrieb, Dortmund 1996, S. 31

12 Stokols, Daniel, Pelletier, Kenneth R., Fielding, Jonathan E., The Ecology of Work and Health: Research and Policy Directions for the Promotion of Employee Health in: Health Education Quaterly, Vol. 23 (2): 137-158, May 1996

13 Woll, Alexander, Bös, Klaus, Gesundheit zum Mitmachen, Schorndorf 1994

14 vgl. Pelletier, Kenneth R., Marie, Ariane, Krasner, Melissa, Haskell, William L., Current Trends in the Integration and Reimbursement of Complementary and Alternative Medicine by Managed Care, Insurance Carriers and Hospital Providers, in: American Journal of Health Promotion 1997; 12(2): 112-123, S. 112 f; Eisenberg, David M, Kessler, Ronald C, Foster, Cindy, et al., Unconventional Medicine in the United States, N Engl Journal of Medicine, 1993 Vol. 328, No.4, S. 246-251

15 Kuhn, K, Zum Stand der betrieblichen Gesundheitsförderung, in: Schriftenreihe der Bundesanstalt für Arbeitsschutz, Tagungsbericht Gesundheitsförderung im Betrieb, Dortmund 1996, S. 131 ff

16   Roth, S, Lean Management, Arbeitsgestaltung und Gesundheit, in: ebd., S. 259 ff

17   Heeg, FJ, Ihlenfeld, F, Integration von Sicherheit und Gesundheit in das Qualitätsmanagement in: ebd. S. 291ff

18   Badura, Bernhard, Münch, Eckhard, Ritter, Wolfgang, Partnerschaftliche Unternehmenskultur und betriebliche Gesundheitspolitik, Gütersloh 1997, S. 29f

19   vgl. Hurrelmann, Klaus, Lösel, F (Hrsg), Health Hazards in: Adolescence, Berlin 1990

20   Hurrelmann, Klaus, Laaser, Ulrich, Bury, Jacques, Theory and Training in Public Health, West Port, CT 1996, S. 5

aus: „Gesundheitssport und Sporttherapie" 14/1998, S. 176 ff

Beruf und Berufung

CHO, Byong Oh,
Sunim, Bo Mun Sa
Vereinigung für internationale
buddhistische Religion und Kultur e.V.,
Berlin

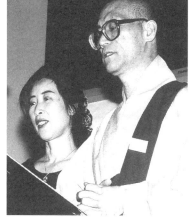

Ich heiße Byong Oh, ich komme aus Korea und ich bin ein Zen-Buddhist. Bevor ich erkläre, wie man als Zen-Buddhist das Thema „Beruf und Berufung" sieht, möchte ich etwas aus meinem Leben erzählen:

Ich bin ein einfacher Bauernsohn aus Südkorea und bin ganz normal zur Schule gegangen wie andere Kinder auch; habe mein Abitur gemacht und stand dann vor der Frage: Was soll ich werden? Meine Familie war weder religiös noch spirituell interessiert – aber ich wollte hinter den Sinn des Lebens schauen. Deswegen bin ich zunächst in ein buddhistisches Kloster eingetreten, war aber nach einem Jahr unsicher, ob das Meditieren und Rezitieren mir hilft, die Wahrheit zu finden, und habe eine Ausbildung zum protestantischen Pfarrer angefangen. Doch dann habe ich gespürt, dass dieser Weg doch nicht mein Weg ist und habe mich nach der Zwischenprüfung erneut auf die Suche gemacht. Ich wollte meinen eigenen Weg finden. Nach vielen Schritten in ganz unterschiedliche Richtungen bin ich dann wieder bei meinen Wurzeln angelangt – beim Zen-Buddhismus. Ich habe meinen Weg also gefunden.

Habe ich nun meinen Beruf gefunden, oder bin ich meiner Berufung gefolgt?

Dazu müssen wir uns das deutsche Wort „Beruf" einmal genauer ansehen: In ihm steckt das Wörtchen „Ruf", also etwas, das man hören kann, eine Stimme – sei es eine göttliche Stimme oder eine innere Stimme.

Wenn man einen Beruf so versteht, dass man einem Ruf folgt, dann symbolisiert er eine ethische Aufgabe, dann ist er „Berufung". Wenn der Beruf nur die Funktion hat, den Lebensunterhalt zu sichern, ist er eher ein „Job". Doch auch in diesem Fall ist die Arbeit des Menschen immer ein notwendiger Bestandteil der sozialen Gemeinschaft. Das gilt für jeden Menschen, jede Arbeit, und zwar seit jeher.

Heutzutage, im Westen, steht der ethische Aspekt der Arbeit häufig im Hintergrund. Viele Menschen haben das Ohr für ihre „Berufung" verloren oder aber sie leben in Verhältnissen, in denen sie es sich nicht leisten können, ihrer inneren Stimme, oder – wenn sie Christen sind – einer göttlichen Stimme zu folgen. Im Vordergrund steht die Sicherung des Lebensunterhalts.

Das ist in einem koreanischen Zen-Kloster natürlich ganz anders. Auch dort gibt es selbstverständlich Aufgaben und Pflichten wie außerhalb des Klosters. Aber hier herrschen strenge Ordensregeln. Die Pflichten sind klar hierarchisch gegliedert und werden nach traditionellen Richtlinien verteilt. In der Jahrhunderte alten Tradition des alltäglichen Klosterlebens greift ein Rädchen ins andere. Alles, was es zu erledigen gibt, findet unter ganz bestimmten ethischen Vorgaben statt, deren wesentliche Bestandteile heißen: *Achtsamkeit, Respekt und Gehorsam.*

Diese ethischen Vorgaben, die Ordensregeln, gelten für alle Menschen, die im Kloster arbeiten: Für den Abt, der in der Bibliothek die Schriften übersetzt, genauso wie für den Chauffeur, wenn er das Klosterfahrzeug wäscht. Jeder achtet genau auf das, was er tut, ganz gleich, wo er in der Hierarchie des Klosters steht und ganz gleich, ob er ein sogenannter Laienanhänger ist, ein Novize, ein Mönch oder ein geistiger Lehrer.

Respekt und Gehorsam innerhalb der Klosterhierarchie sollen die Sittlichkeit des Alltagslebens stützen. Die fortdauernde Achtsamkeit ist ein Mittel der Konzentration. Buddhisten aller Schulen und Richtungen, vor allem aber Zen-Buddhisten, glauben, dass die Konzentration der Entwicklung von Weisheit dient.

Wenn Sie ein solches Kloster besuchen, werden Sie beobachten, dass sowohl beim Essen als auch beim Empfangen der Gäste oder bei der finanziellen Abrechnung der Verwaltung die Aufgaben konzentriert, mit Ernst und Ruhe ausgeführt werden. Alle im Kloster folgen nicht etwa deswegen den Ordensregeln und den Anweisungen des geistigen Oberhauptes, weil sie eine besondere Neigung zum Sklaventum hätten.

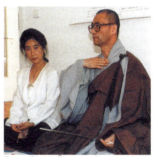

Byong Oh mit Übersetzerin während des Workshops

Menschen, die in westlichen Demokratien großgeworden sind, erschließt sich die Logik eines strengen sozialen Regelsystems nicht umstandslos. Bedenken Sie aber einmal, wie viel Zeit man verschwendet, weil man den Posten seines Vorgesetzten gerne hätte, oder wie viele unnütze Worte im sogenannten normalen Berufsleben darauf verwendet werden, einen Kollegen schlecht zu machen. In einem Zen-Kloster folgen Sie einfach den Regeln, jeden einzelnen zu respektieren, niemanden zu verletzen, niemanden zu behindern und sich auf die augenblicklichen Aufgaben zu konzentrieren.

Durch das Einhalten der strengen Regeln werden Sie frei von Geistesplagen wie Habgier oder Karrieresucht. Statt dessen gewinnen Sie Kraft für das, was wirklich ist: für das Leben selbst und für das, was Sie aus Ihrem Leben machen wollen.

Beruf und Berufung

Die fein organisierte Gruppendynamik in einem koreanischen Zenkloster offeriert Ihnen so eine Form absoluter Freiheit. Ein Paradoxon, das freilich nur funktioniert, wenn – wie durch die buddhistische Ethik vorgegeben – die Regeln selbst sittlich sind, die Unterwerfung unter die Regeln freiwillig erfolgt und der geistliche Leiter ein Mensch ist, der sich durch Meditieren, Selbstbeobachtung und Disziplin zum sittlichen Vorbild entwickeln konnte.

Die Autorität eines Abtes in einem koreanischen Zen-Kloster ist also nicht etwa dem Renommee eines Chefarztes oder leitenden Managers vergleichbar. Sie gründet sich auf tägliche spirituelle Praxis, sie geht einher mit den Anweisungen des Buddha, Mitgefühl für alle Lebewesen zu entwickeln und die Liebe für den anderen in das Zentrum des Handelns zu stellen.

Genauso wenig sind die Mönche und Laien innerhalb der Klosterordnung mit der Belegschaft eines Betriebes vergleichbar, denn sie verstehen ihre Arbeit im Kloster als Übung auf dem buddhistischen Pfad. Und sie wissen, dass es Beherrschung, Geduld und Opferbereitschaft erfordert, Ordensregeln gehorsam zu befolgen.

Insofern kann man den Alltag in einem koreanischen Zen-Kloster nicht zum Modell für eine neue Berufsauffassung hochstilisieren. Aber ein paar Fragen darf man stellen, die sich aus dem Vergleich dieser unterschiedlichen Welten ergeben:

- Haben wir nicht im heutigen hochtechnisierten Berufsleben etwas verloren?
- Wo haben im Konkurrenzkampf Mitgefühl und menschliche Wärme Platz?
- Wie ist das Verhältnis zwischen professionellem Engagement und Opferbereitschaft?
- Und worauf gründet sich die Autorität innerhalb einer normalen Firmenhierarchie?
- Welche Bedingungen stellt die heutige Gesellschaft zur Verfügung,

damit die Menschen sich sittlich entwickeln können?
- Und wo bleibt zwischen Arbeitslosigkeit und Sozialdarwinismus Raum für ethische Werte und Spiritualität?

Ein Zen-Kloster bietet dafür Platz!

Und es kann sich lohnen, sich auch im normalen Berufsalltag zumindest zeitweise daran zu erinnern, dass alles auch ganz anders sein kann.

Und nun will ich meine Anfangsfrage wieder aufgreifen, ob ich einer Berufung gefolgt bin oder einen Beruf ergriffen habe:

Wenn ich ein Formular ausfülle, schreibe ich in die Spalte „Beruf": Mönch. Ich habe also zweifellos das, was man einen Beruf nennt. Aber in dem bereits angesprochenen Sinn eines ethischen Alltagslebens bin ich einer Berufung gefolgt.

Ich bemühe mich als zen-buddhistischer Mönch, meinen Alltag achtsam zu gestalten und daran zu denken, dass ich nicht allein auf der Welt bin, sondern abhängig von der sozialen Gemeinschaft. Ich gebe mir Mühe, meinen Mitmenschen mit Harmonie und Mitgefühl zu begegnen.

Zen, das heißt aber auch: gelassen sein und heiter und seine Arbeit so gut zu erledigen, wie man es kann – auch wenn es niemand sieht.

Homöopathie

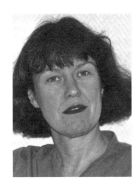

Dr. Karin Bandelin
Praktische Ärztin, Berlin

Die Homöopathie ist eine Arzneimitteltherapie, die vor 200 Jahren von dem deutschen Arzt Samuel Hahnemann begründet wurde. Der Begriff Homöopathie stammt von den griechischen Wörtern „homoion pathos", dem „ahnlichen Leiden".

Die Therapie nach Ähnlichkeitsgesichtspunkten ist in der Medizin- und Menschheitsgeschichte ebenso alt wie die gegenteilige Behandlung, in der es nach Vorstellungen von Gegensätzlichkeit oder Unterdrückung einzelner Symptome usw. geht. Man findet die Ähnlichkeit bei Behandlungsmethoden von Schamanen, die beispielsweise gelbe Pflanzen gegen Gelbsucht geben, bei Hippokrates neben der gegensätzlichen Behandlungsmethode und auch bei Paracelsus. Für den Homöopathen vermittelt sich die Ähnlichkeit über die Arznei, mit der der Kranke zu behandeln ist. Und genauso hat Paracelsus auch von einem Morbus arsenicosum oder Morbus terebintiae gesprochen, wobei er größtenteils Vergiftungsbilder beschrieben, aber eben diese Heilmittel dann zur Heilung von vergleichbaren Zuständen herangezogen hat. Hahnemann war ein sehr belesener Arzt. Er hat neben der Medizin Pharmazie studiert, und da er von der Medizin und vom historischen Hintergrund so viel wusste und so viel verstand, war er von der Medizin und dem Medizinsystem seiner Zeit außerordentlich frustriert. Diese Frustration führte dazu, dass er an einem Punkt in seinem medizinischen Leben darauf verzichtete, weiterhin ärztlich tätig zu sein, sich zurückzog und durch Übersetzungsarbeiten und chemische Versuche seinen Lebensunterhalt bestritt.

1796 übersetzte er die Arzneilehre des schottischen Wissenschaftlers William Cullen, in der es um den Einsatz von Chinarinde gegen Malaria ging. Cullen behauptete, dass die Chinarinde bei Malaria wirke, weil sie bitter sei – und Bitterstoffe würden gegen Malaria wirken. Da Hahnemann ein wissenschaftlich denkender Mensch war, beschloss er, es auszuprobieren. Er nahm die Substanz ein und bekam die zu erwartenden Vergiftungssymptome.

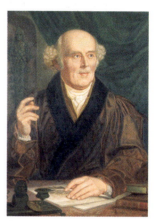
Samuel Hahnemann

Diese Symptome, die er nun fein säuberlich in ein Heft schrieb, erinnerten ihn an die Symptome der Malaria: Er bekam Schwindel, heiß-kalt abwechselnde Zustände, eine gewisse Übelkeit, Benommenheit im Kopf etc. Er erkannte dabei also die *Ähnlichkeit* zwischen Malaria und einer Chinarinden-Vergiftung. Diese Erkenntnis formulierte er dann für eine neue medizinische Weltschau in Form des *Ähnlichkeitsprinzips*: Eine gesunde Versuchsperson nimmt eine Arznei, entwickelt durch die Einnahme der Arznei Krankheitssymptome, diese Krankheitssymptome von möglichst vielen Versuchspersonen werden von möglichst gründlichen Beobachtern aufgelistet, und dadurch entsteht die homöopathische Materia Medica, der homöopathische Arzneischatz. Aus diesem Arzneischatz gilt es nun, auf Grund des Ähnlichkeitsgedankens eine Arznei zu finden, die mit dem Krankheitsbild des Patienten korreliert. Das heißt auch, dass der Patient in seiner Gesamtheit bildhaft wahrgenommen wird, und dieses Bild von der Krankheit dieses Menschen als Individuum soll nun in Kongruenz mit einer Arznei gebracht werden, die wir bereits einmal geprüft

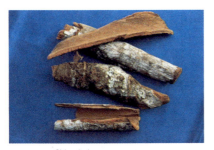

Chinarinde

haben und von der wir wissen, dass sie ähnliche Symptome hervorruft. Homöopathie, dieses „ähnliche Leiden", das auch der Gesunde erlitten hat, soll nun den Kranken heilen.

Das Ähnlichkeitsprinzip ist der Eckpfeiler der Homöopathie. Um aber noch genauer zu erklären, was eine homöopathische Behandlung – die immer auch ganzheitlich ist – leisten soll, will ich den Begriff der „Lebenskraft" nennen. In alten medizinischen Lehrbüchern von vor oder kurz nach dem 2. Weltkrieg – also in der Vor-Antibiotika-Ära – findet man diesen Begriff noch sehr häufig. Auch in der geläufigen Wendung „Mir geht es schlecht" steckt der empfundene Mangel an Lebenskraft. Lebenskraft ist ein Begriff, den man seit Jahrhunderten in der Literatur, aber auch in medizinischen Schriften immer wieder findet. Francis Bacon, der als der Begründer der modernen Naturwissenschaft gilt, schreibt in seinen Werken von spiritūs, er benutzt also den Plural und beschreibt damit mehrere Kräfte. Auch Goethe und Herder – beide Zeitgenossen Hahnemanns – sprechen von Lebenskraft. Heute behandeln die Ärzte in der Universitätsmedizin nicht mehr die Lebenskraft, sondern sie behandeln Krankheiten.

Aber als Homöopath behandelt man keine Krankheiten, sondern versucht, sich am übergeordneten Regulationsprinzip im Organismus zu orientieren. Man setzt also eine Stufe höher an und kommt sehr schnell wieder auf den Begriff der Lebenskraft. Im Griechischen heißt Lebenskraft „dynamis". Es geht also darum, dass sich im Organismus etwas bewegt und verändert. Lebenskraft ist nicht chemisch nachweisbar und auch nicht lokalisierbar. Sie ist in sämtlichen Zellen im Protoplasma, in der Zwischenzellsubstanz, im Blut etc. enthalten und fungiert als Steuerungsprogramm in unserem Organismus. Hahnemann beschreibt sie als „geistartig". Geistartig hat aber nichts mit Gespenstern oder Esoterik zu tun. Die geistartige Kraft, die den Lebenden vom Toten unterscheidet, ist nicht an irgendeine Weltvorstellung gebunden, sondern fordert den Arzt dazu auf, die Dinge offenen Auges und ohne Mikroskope oder chemisch-physikalische Welteinengungen zu betrachten.

Bei der Lebenskraft setzt die homöopathische Arznei an. Wenn man eine Arznei sucht, die auf etwas wirkt, das nicht zwangsläufig chemisch oder physikalisch nachweisbar ist, kann es auch einer Arznei bedürfen, die nicht auf diese Weise wirkt. Die homöopathische Arznei wirkt auch nicht über chemisch nachweisbare Mengen, d.h. ich muss nicht 5 g statt 1 g geben, um eine stärkere Wirkung zu erzielen. Die homöopathische Arznei wird vielmehr auf eine bestimmte Weise zubereitet, die die energetische Potenz in ihr „aufschließt". Dies ist natürlich ein unter Pharmakologen hoch umstrittener Prozess, den man sich folgendermaßen vorstellen muss: Eine Substanz, z.B. Löwenzahn, wird verdünnt und verschüttelt, und durch diesen Prozess wird die Energie dieser Pflanze aufgeschlossen und verstärkt. Je länger und intensiver dieser Prozess mit der Ursubstanz durchgeführt wird – so das homöopathische Postulat – um so energetischer in ihrem spezifischen Bild wird die Arznei Löwenzahn, und um so stärker kann sie auf eine Lebenskraft wirken, die z.B. in Verbindung mit anderen spezifischen Merkmalen eine geschwächte Leberfunktion hat. Das heißt, wir geben eine Arznei, die dynamisch wirkt und wir setzen an einem Regulationsprinzip an, nicht an einem Substitutionsprinzip. Die homöopathische Behandlung hat Möglichkeiten und auch Grenzen. Wenn ein Patient zu wenig Blut hat, kann man nicht mehr regulieren; er braucht eine Transfusion. Wenn sein Blut hingegen eine schlechte Zusammensetzung hat, kann ich mit der homöopathischen Arznei wirksam werden.

Im folgenden soll es nun darum gehen, wie man eine Arznei verabreicht und vor allem, wie man die geeignete Arznei findet. Die eitrige Angina tonsillaris bietet dafür ein schönes Standardbeispiel. Zunächst betrachtet der Arzt natürlich den Hals des Patienten. Dabei beschränkt er sich aber nicht auf die Feststellung, dass eine eitrige Entzündung vorliegt, sondern beobachtet genau und differenziert: Ist der Eiter mehr rechts, ist er mehr links, sieht er mehr grünlich aus, ist er belagförmig, ist er in Stippchen? Wie sieht die Zunge aus, hat sie Aphten, ist sie sehr blutinfiltriert? Hat der Patient viel Speichelfluss, sind die Lippen eher trocken?

Allein der Aspekt „im Mund" kann sehr differenziert sein. Nach der Betrachtung der Mundhöhle muss man sich aber auch den ganzen Menschen ansehen, der vor einem sitzt. Hat er begleitende Kopfschmerzen, hat er begleitende Magen-Darm-Erscheinungen, hat er Hitze, hat er Kälte, hat er Kälte an einzelnen Körperteilen, tritt das Fieber zu bestimmten Tageszeiten auf? Es geht also um eine Fülle von Informationen, die der Patient vielleicht sowieso dem Arzt mitteilen möchte. In der normalen, schulmedizinisch orientierten Praxis sind sie aber in dieser Ausführlichkeit völlig irrelevant. Für die Findung der homöopathischen Arznei ist es außerordentlich wichtig, dass man ein möglichst präzises Bild von der individuellen Krankheit entwerfen kann. Außerdem muss sich der Arzt fragen: Warum hat dieser bestimmte Mensch diese bestimmte Symptomatik?

Hat er sich verkühlt? Hat er Ärger mit der Schwiegermutter gehabt? Hat ihn sein Chef gekränkt? Hat er sich irgendwas zu Schulden kommen lassen, das auf ihm lastet? Hat er sich mit irgendwelchen Speisen überladen, die ihm nicht bekömmlich waren? Ist also dieses Ereignis „krankgeworden-sein" in der Folge von etwas eingetreten? Was hat wirklich die Lebenskraft dieses Menschen verstimmt und dazu geführt, dass diese besondere Symptomatik auftreten musste?

Wenn man Antworten auf all diese Fragen erhält, gelingt es hoffentlich, ein möglichst umfassendes Bild des Patienten und seiner Krankheit zu entwerfen, und anhand dessen eine Arznei zu finden, die diesem Bild auch entspricht.

Zur Veranschaulichung möchte ich einen Fall aus meiner Praxis nennen: Im April 1997 kam eine Mutter mit ihrem zweieinhalbjährigen Sohn, der seit dem Vortag eine sich massiv verschlimmernde Urticaria aufwies. Praktisch der ganze Oberkörper war befallen, das Gesicht am schlimmsten. Das Kind sah aus, als sei es gerade in Brennnesseln gefallen, rieb unablässig an den verschiedensten Hautstellen herum, konnte die verschwollenen Augen nur teilweise öffnen, klagte leise vor sich hin, und forderte durch Gesten und Töne intensiv Aufmerksamkeit. Der Vater hatte eine vergleichbare Sonnenallergie, am Tag zuvor hatte das Kind zum ersten Mal Kontakt mit einem Kaninchen. Die Mutter war hochschwanger mit dem dritten Kind und versuchte seit zwei Tagen, dem Sohn beizubringen, im eigenen Bett zu schlafen. Sie sagte, der Kleine versuche mit aller Kraft, das Alleinsein zu bewältigen, und fügte hinzu, dass er wohl versuche, die Argumente der Mutter – dass dies nämlich notwendig und vernünftig sei – zu übernehmen.

Da es sich um einen Fall handelt, der aussieht, wie in Brennnesseln gefallen, gab ich Brennnesseln (Urtica urens) als Heilmittel. Ich gab die Arznei in der Potenz C 30, das ist eine homöopathische Hochpotenz, in der chemisch kein Wirkstoff mehr nachzuweisen ist. Wegen des bilderbuchhaften Aussehens, sollte das Mittel außerdem alle 10 Minuten eingenommen werden. Das ist eine homöopathische Verschreibung ganz und gar auf der äußeren bildhaften Ebene. Am nächsten Tag kamen Mutter und Sohn zur Wiedervorstellung. Das ganze Integument war befallen, der Zustand des Kindes war verschlechtert, er kratzte, die Haut war stark entzündet. Die Arznei hatte nicht gewirkt, woraus ich schloss, dass dieser Patient keine Arznei auf der Ebene der Haut brauchte. Die psychische causa – Trennung von der Mutter, verbunden mit dem Naturell des Kindes, freundlich, kontaktfreudig, aufgeschlossen, sucht viel Körperkontakt mit der Mutter, kann Trennung von ihr schon immer schwer ertragen – wurde nun als Komponente in den Vordergrund gestellt. Das Kind bekam Medorinum C 1000, also eine noch höhere Verdünnung, als einmalige Gabe. Am nächsten Tag war die Haut zu 80 Prozent abgeheilt, am Tag drauf war alles weg.

Das Problem bei der homöopathischen Behandlung ist eben, das Bild möglichst genau zu erfassen, auch mit dem Urgrund dahinter. Das Kind hatte als Urgrund hinter der Erkrankung eine seelische Komponente, weshalb auch das oberflächliche Bild Brenn-Nessel leider in seiner Bildhaftigkeit für diesen Fall nicht ausreichend war.

Aufbau eines Institutes für Chinesische Medizin beim DRK Kreisverband Bremen

Uschi Hähn
DRK-Kreisverband Bremen

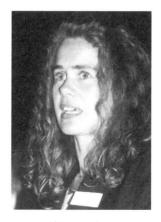

-*baojian*- (sprich baodjän) bedeutet soviel wie „Pflege, Schutz und Förderung der Gesundheit" und bezeichnet das Ziel, das sich der DRK Kreisverband Bremen mit dem Projekt *„Chinesische Medizin und Gesundheitsförderung"* gesetzt hat. Seit 1988 bestanden intensive Kontakte zum Chinesischen Roten Kreuz, welches als internationale Organisation immer an Zusammenarbeit und Erfahrungsaustausch interessiert ist. Der Austausch begann in den Bereichen Blutspende, Rettungsdienst, Katastrophenschutz etc. Chinesische Medizin ist die „Gegengabe". Durch das Institut für Chinesische Medizin besteht für uns neben der Möglichkeit zur Aufklärung über die chinesische Medizin auch insbesondere die Möglichkeit zur Sicherung und Verbesserung der Qualität der Patientenversorgung und damit ein Beitrag zur wirtschaftlichen Leistungserbringung.

Organisationsstruktur

Das Institut für Chinesische Medizin ist ein Gemeinschaftsprojekt des DRK Kreisverbandes Bremen, des Zentralkrankenhauses Sankt-Jürgen-Straße und des Longhua-Krankenhauses der Hochschule für Chinesische Medizin Shanghai, Volksrepublik China. Der DRK Kreisverband in Bremen ist der Träger des Institutes. Mit beiden Partnern des Projektes bestehen Kooperationsverträge. Das Institut ist ein ambulantes Behandlungszentrum für besondere Therapierichtungen. Die erbrachten Leistungen werden direkt mit dem Patienten abgerechnet. Das Institut unterstützt die Patienten bezüglich einer Kostenübernahme durch die Krankenkassen.

Durch den Kooperationsvertrag mit dem ZKH Sankt-Jürgen-Straße kann chinesische Medizin durch das Institut für Chinesische Medizin auf dem Krankenhausgelände als Ergänzung zu den Leistungen des Krankenhauses angeboten werden. Eine enge Zusammenarbeit auf dem Gebiet der medizinischen und pharmazeutischen Wissenschaften mit dem Zentralkrankenhaus durch den Austausch von Informationen und Erfahrungen im medizinisch-ärztlichen Bereich und die Durchführung von gemeinsamen Aus-, Fort- und Weiterbildungsmaßnahmen in chinesischer Medizin für das medizinische Personal des Krankenhauses wird gefördert. Gegenseitige konsiliarische Untersuchungen und Behandlungen sind ebenfalls Bestandteil der Kooperation.

Durch die deutsch-chinesische Zusammenarbeit und Kooperation ist die Möglichkeit einer Vermittlung von Kontakten zwischen medizinischen Hochschulen, Forschungseinrichtungen, Krankenhäusern etc. beider Länder gegeben. Die chinesischen Ärzte werden von der Longhua-Universitätsklinik für chinesische Medizin delegiert und arbeiten entsprechend den gesetzlichen Bestimmungen zeitlich begrenzt im Rahmen eines Erfahrungsaustausches als Gastärzte am Institut.

Die Projektpartner

Das Zentralkrankenhaus Sankt-Jürgen-Straße ist mit 1229 Betten das größte Krankenhaus Bremens. Es ist gleichzeitig ein akademisches Lehrkrankenhaus der Universität Göttingen. Das Krankenhaus bietet den Patienten Maximalversorgung, das heißt, es verfügt über alle notwendigen personellen und apparativen Voraussetzungen, um auch Schwerkranke zu behandeln. Spezialisten aus den insgesamt 19 Fachkliniken und den vielen angeschlossenen Instituten und Diensten arbeiten eng und fächerübergreifend zusammen. Das Krankenhaus bietet Kompetenz und Leistungsstärke in der medizinischen, pflegerischen und psycho-sozialen Versorgung der Patienten. Darüber hinaus entwickelte sich in den letzten Jahren ein neues Leitbild der ganzheitlichen Behandlung. Das Krankenhaus möchte sich durch die Aufnahme neuer Therapieangebote und Serviceleistungen immer mehr zu einem *Gesundheitszentrum* entwickeln.

Das Longhua-Krankenhaus ist die Universitätsklinik der Shanghaier Universität für Chinesische Medizin. Es wurde 1958 erbaut und verfügt über 650 Betten. Es gilt nach der Klinik in Beijing als zweitbeste Klinik für chinesische Medizin der Volksrepublik China. Das Krankenhaus ist über chinesische Medizin hinaus mit der modernsten Standardapparatur eines westlichen Krankenhauses ausgestattet. 1985 wurde im Krankenhaus das Shanghaier Institut für Chinesische Medizin und Pharmakologie etabliert, das mit eigenem wissenschaftlichen Personal klinische Forschung betreibt.

Dieser leistungsstarke Kooperationspartner verfügt nicht nur über langjährige klinische Erfahrungen in der Synthese von westlicher und östlicher Medizinkonzeption, sondern ist als Universitätsklinik auch erfahren im Bereich medizinischer Aus- und Weiterbildung. Die Universitätsklinik unterhält seit vielen Jahren Beziehungen mit dem Ausland. Sie beruft sich auf den akademischen Austausch mit 120 Ländern. Konkrete Kooperationsprojekte bestehen zur Zeit mit Thailand, Vietnam, Japan und Australien. Die ausgiebigen Forschungstätigkeiten des Krankenhauses in den Bereichen chinesische Medizin und Pharmakologie (Entwicklung und Produktion von Medikamenten) ermöglichen umfangreiche Kooperationsmöglichkeiten.

Personelle Besetzung

Ein Arzt in leitender Funktion des Zentralkrankenhauses Sankt-Jürgen-Straße übernimmt die ärztliche Leitung des Institutes und trägt die medizinische Verantwortung für die Betreuung und Behandlung der Patienten. Aufgrund des breiten Spektrums von behandelbaren Erkrankungen mit chinesischer Medizin ist ein deutscher Arzt mit allgemeinmedizinischer Weiterbildung am Institut beschäftigt, um die medizinische Grundversorgung der am Institut behandelten Patienten sicherzustellen. Alle am Institut arbeitenden deutschen Ärzte besitzen Kenntnisse und Erfahrungen in der Behandlung mit chinesischer Medizin und führen Behandlungen mit diesen Methoden selbst durch.

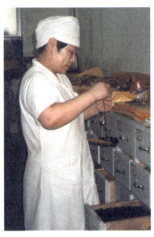

Uni-Klinik Longhua in Shanghai: Abwiegen der Kräuter

Die vom Longhua-Krankenhaus delegierten chinesischen Ärzte haben alle ein abgeschlossenes Hochschulstudium der chinesischen Medizin in der VR China und eine spezielle Weiterbildung, sowie langjährige Erfahrung in der Behandlung von Patienten auf ihrem Gebiet. Dabei soll zur Mitbetreuung für Patienten mit Erkrankungen des Stütz- und Bewegungsapparates ständig ein chinesischer Arzt am Institut mitwirken, der eine spezielle Weiterbildung auf dem Gebiet der Orthopädie besitzt. Häufig haben chinesische Ärzte eine Weiterbildung auf dem Gebiet der Inneren Medizin, daneben kommen auch Weiterbildungen in

Gynäkologie oder Dermatologie vor. Die chinesischen Ärzte sind an der Behandlung und Betreuung der Patienten, am Lehrbetrieb und an den Forschungsarbeiten beteiligt.

Medizinische Konzeption

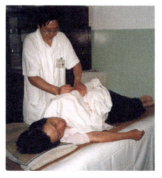

Das Institut für Chinesische Medizin bietet seine Leistungen ausschließlich unter Berücksichtigung der gesetzlichen Bestimmungen zur ambulanten Patientenversorgung an und berücksichtigt insbesondere das Prinzip der freien Arztwahl.

Die Patienten haben im Rahmen einer Telefonsprechstunde die Möglichkeit, sich vor einer Behandlung in einem beratenden Gespräch direkt bei einem Arzt des Institutes über die Behandlungsmöglichkeiten und Erfolgsaussichten durch eine Behandlung mit chinesischer Medizin zu informieren.

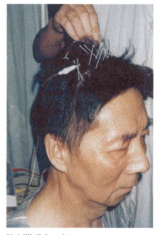

Wenn der Patient sich zu einer Behandlung entschließt, wird er gebeten, bisher erhobene Befunde, Röntgenbilder und sonstige Untersuchungsergebnisse bei den vorbehandelnden Ärzten einzuholen und zum ersten Termin, dem sogenannten Erstgespräch, mitzubringen, damit ein möglichst genaues Bild von dem Gesundheitszustand des Patienten entsteht.

Uni-Klinik Longhua: Behandlung

Das Erstgespräch erfolgt durch einen deutschen diagnoseführenden Arzt. Der Arzt erhebt die Anamnese und führt eine allgemeine körperliche sowie eine symptomorientierte Untersuchung nach den Kriterien der westlichen Medizin durch. Zusätzlich wird im Rahmen dieses Erstgespräches eine Anamneseerhebung und Untersuchung nach den Kriterien der chinesischen Medizin durchgeführt, was u.a. eine ausführliche vegetative Anamnese und die Untersuchung von Puls und Zunge nach den Kriterien der chinesischen Medizin beinhaltet.

Der diagnoseführende Arzt stellt dann eine Diagnose sowohl nach der westlichen als auch nach der chinesischen Medizin und entscheidet, ob eine Behandlung mit den Methoden der chinesischen Medizin erfolgversprechend ist. In einem beratenden Gespräch wird der Patient über die Erfolgsaussichten einer Behandlung aufgeklärt. Weiterhin erhält der Patient allgemeine Informationen über die an ihm durchzuführenden Behandlungsmethoden der chinesischen Medizin.

Der diagnoseführende Arzt entscheidet, ob er die Behandlung allein oder unter Mitbetreuung eines chinesischen Arztes durchführt. Bei Mitbetreuung durch einen chinesischen Arzt wird er ihm den Patienten unter besonderer Berücksichtigung der Befunde, der erhobenen Diagnosen und der laufenden Therapie vorstellen. Beide Ärzte legen dann die Therapie fest, die durchgeführt werden soll. Dies beinhaltet insbesondere die Art und die Anzahl der eingesetzten Therapieverfahren.

Die diagnoseführenden Ärzte des Institutes tragen die ärztliche Verantwortung für die am Institut behandelten Patienten. Sie stellen sicher, dass notwendige schulmedizinische Behandlungen nicht unterbleiben, eine regelmäßige Kontrolle der krankhaften Befunde (z.B. die Messung des Blutdruckes bei Patienten mit Hypertonie) durchgeführt und die laufende Therapie weitergeführt wird. Dabei wird eine enge Zusammenarbeit mit den betreuenden Haus- und Fachärzten angestrebt, besonders bei den Patienten, bei denen der diagnoseführende Arzt eine weiterführende Diagnostik (z.B. Sonographie, Röntgen- oder Laboruntersuchungen sowie fachärztliche Konsiliaruntersuchungen) oder eine Änderung der laufenden Therapie für notwendig erachtet. In dringenden Fällen wird der diagnoseführende Arzt selbst die notwendigen Schritte einleiten. Dabei können Konsiliaruntersuchungen auch in den jeweiligen

Fachabteilungen des ZKH Sankt-Jürgen-Straße durchgeführt werden.

In der Regel wird die laufende Therapie eines Patienten zunächst unverändert weitergeführt. Eine Verringerung z.B. von Medikamenten wie Schmerzmitteln, Kortison etc. erfolgt durch den diagnoseführenden Arzt erst bei einer stabilen Verbesserung des Gesundheitszustands eines Patienten.

Alle erhobenen Befunde, der Krankheitsverlauf und die durchgeführte Therapie werden aus juristischen Gründen sorgfältig dokumentiert. Eine genaue Dokumentation dient gleichzeitig zur statistischen Aufarbeitung der Behandlungsdaten nach wissenschaftlichen Gesichtspunkten.

Chinesische Therapieverfahren und Indikationen

Die angewendeten chinesischen Therapieverfahren möchte ich nur erwähnen:
- Das bekannteste ist die *Akupunktur* (gleiches Prinzip: Schröpfen, Elektro- und Laserakupunktur), mit der bereits zahlreiche Schmerzambulanzen in Deutschland arbeiten.
- *Moxibustion* als Wärmetherapie (Verbrennung von Beifußkraut) hebt Energieblockaden auf.
- Die *Tuina-Massage* ist eine ärztliche Behandlungsmethode, die sich besonders für Schmerzerkrankungen und Wirbelsäulenleiden eignet.
- Das älteste und wichtigste Therapieverfahren ist die *Arzneimitteltherapie*. Die chinesischen Arzneimittel bestehen meist aus pflanzlichen Stoffen, selten aus tierischen oder mineralischen. Sie werden über den europäischen Großhandel importiert und generell auf Identität, Qualität und Schadstoffbelastung kontrolliert.
- *Qi Gong* als Atem- und Bewegungstherapie wird zur Harmonisierung der Körperfunktion und zur psychischen und emotionalen Stabilisierung des Patienten eingesetzt.

Die chinesischen Heilmethoden eignen sich besonders für:
- Erkrankungen des Stütz- und Bewegungsapparats wie Arthritis, Arthrose, Ischialgien, HWS-Syndrom
- Neurologische Erkrankungen wie Kopfschmerzen, Migräne oder Gürtelrose
- Suchterkrankungen
- Herz- und Kreislauferkrankungen
- Magen- und Darmerkrankungen
- Gynäkologische Erkrankungen
- Hals-, Nasen-, Ohren-Erkrankungen
- Augen- oder Hautkrankheiten
- Allergien

Synergieeffekte

Chinesische Medizin hat in Bremen bereits in den folgenden Bereichen weitere Anwendungsbereiche erschlossen:

- Kurz- und Langzeitpflege
- Rettungsdienst und Erste Hilfe
- Hospizarbeit
- Drogentherapie (Zusammenarbeit mit der Drogenhilfe Bremen, korporatives Mitglied des Kreisverbandes)

Die Resonanz in der Bevölkerung ist groß.

Zur praktischen Anwendung Klassischer Naturheilverfahren

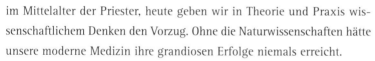

Dr. med. Klaus Ch. Schimmel
Kur- und Badearzt, Chefarzt i.R., München

Die Sorge um die Gesundheit ist wohl so alt wie die Menschheit. In der Antike wurde das Orakel befragt, im Mittelalter der Priester, heute geben wir in Theorie und Praxis wissenschaftlichem Denken den Vorzug. Ohne die Naturwissenschaften hätte unsere moderne Medizin ihre grandiosen Erfolge niemals erreicht.

Heute steht in der Medizin hochspezialisiertes Reparieren im Vordergrund. Wir sind bei den Behandlungsverfahren an einem Punkt angelangt, an dem zweierlei bedacht werden muss:
- Fortschreitende Spezialisierung erschwert ein Miteinander der fachlichen Disziplinen.
- Was in jüngster Vergangenheit in diagnostischer und therapeutischer Hinsicht ermöglicht worden ist, ist immer weniger für alle Menschen bezahlbar.

Akutkrankheiten werden heute weitgehend durch moderne, naturwissenschaftliche Heilverfahren beherrscht. Dafür hat der Therapeut zunehmend mit Erkrankungen zu kämpfen, die aus unserer modernen Lebensführung resultieren.

Sie sind charakterisiert durch
- Mangelndes körperliches Training
- Überforderung durch Anpassungszwänge an situative Gegebenheiten
- Die Vielzahl an Möglichkeiten, den Körper einseitig zu überfordern
- Einfacher Zugang zu Reiz- und Suchtmitteln
- Die Möglichkeiten, natürliche Reaktionen des Organismus medikamentös zu unterdrücken

Sowohl vom Arzt in der täglichen Praxis als auch in der Klinik ist mehr verlangt als angewandte Naturwissenschaft. So treten in den letzten Jahrzehnten auch wieder Ideale und Prinzipien früherer Zeiten in den Vordergrund. Die klassischen Naturheilverfahren sind heute – auch nach den Gesetzmäßigkeiten der Naturwissenschaft beurteilt – integrierender Bestandteil unserer Gesamtmedizin. Sie sind, wie es Rothschuh, der Physiologe und Medizinhistoriker an der Universität Münster definierte, „in aller Regel Heilmethoden, die Reizwirkungen auf den Gesamtorganismus ausüben, dadurch körpereigene Heil- und Ordnungskräfte (also Reaktionen und Regulationen) des Gesamtorganismus anregen und sich in der Therapie bevorzugt genuiner Naturfaktoren bedienen. Sie erfassen in ihrer Wirkung den Menschen in seiner Gesamtheit."

Gerade Zivilisationskrankheiten sind durch Naturheilverfahren zu therapieren. Grundlage jeder sinnvollen Therapie sollte für den Allgemeinarzt wie für den Arzt, der Naturheilverfahren praktiziert, die *Ordnungstherapie* sein. Die Ordnung ist Heilprinzip im Sinne einer Gesundheitsschulung. Körperliche Grundfunktionen sind schulbar. Hier sind für jeden Therapeuten Möglichkeiten gegeben, seine Patienten zum Mitdenken und zur Mitarbeit anzuhalten. Jeder Kranke muss demnach über seine Einsicht und seinen Willen wieder in einen harmonischen Rhythmus seiner Regelkreise gebracht werden.

Das *Training* soll, im Sinne eines weiteren Therapieprinzips, eine Steigerung allgemeiner Leistungsfähigkeit durch die wiederholte Beanspruchung im Sinne von Anpassung, Rhythmus und Bewegung bewirken.

Diese Behandlungsmöglichkeiten sehen Naturheilverfahren in den verschiedenen Disziplinen der Physiotherapie, so der Wasser-, Klima- und Bewegungsbehandlung, durch Massagen, Packungen bis hin zur Reflexzonentherapie.

Ein beliebtes und durch viele wissenschaftliche Arbeiten belegtes Trainingsprogramm ist z.B. die Verbesserung der Grundkraft durch das isotonische, isometrische und exzentrische Krafttraining, das passive Bewegungen gegen den maximalen Widerstand einer betreffenden Muskelgruppe darstellt.

Die *Plus- und Minuskompensation* ist dagegen das therapeutische Bestreben nach Ausgleich, wie wir es am augenfälligsten bei der Ernährungstherapie kennen. Beide leiten sich aus Prinzipien der Ordnungstherapie ab. Sie sind der Ausgleich für das „zu viel, zu gut, zu belastend" und „zu wenig, zu schlecht, zu wenig fordernd":

- Plusdekompensation z.B. durch Reduktionskost bei Überernährung
- Minusdekompensation z.B. durch gezielten Sport bei Bewegungsmangel, Reizkost bei Schwächen von Verdauungsorganen etc.

Die *Reizbehandlung* wird seit den 30er Jahren erprobt. Die sehr vielschichtige Reaktion auf einen Reiz durch den Gesamtorganismus wurde damals bereits von Ferdinand Hoff, dem großen Internisten, beschrieben und seitdem vielfach bestätigt. Reizgebung kann sehr verschieden eingesetzt werden. So können Klimareize, Wasseranwendungen, Kostumstellung, pflanzliche Umstellungsmittel, physiotherapeutische Maßnahmen, Eigenblutbehandlung u.a.m. sehr differenziert auf verschiedene Krankheitsbilder einwirken. Auch lokal gesetzte Reize, wie wir sie z.B. bei der Segment- oder der Reflexzonentherapie nutzen, werden gerne angewandt. Diese Head'schen Zonen haben ihre Bedeutung durch Wechselwirkungen bei Erkrankungen innerer Organe. Die Folge sind sehr komplexe Reaktionen im Nerven-, Gefäß-, Hormon- und Immunsystem, die auch durch Behandlung im Sinne *ausleitender Methoden*, wie dem Senfpflaster, dem Capsicipflaster, dem Blutegel, der Schröpfglocke, der Behandlung nach Baunscheidt oder intracutanen Injektionen mit Heilpflanzenextrakte, wie etwa von der Mistel, wirksam werden.

Zur Basisbehandlung gerade chronischer Erkrankungen gehört oftmals auch die *Sanierung*; das heißt, man versucht die Regulationsfähigkeit des Organismus wieder herzustellen oder zu bessern.

Als ganzheitliches Heilsystem berücksichtigen Naturheilverfahren zunächst einmal auch die Einflüsse auf den Patienten in seinem Umfeld mit seinen ökologischen und sozialen Belastungen. Hierzu gehört das Gespräch, das einen bewusst gesundheitserhaltenden Lebensstil des Patienten fördern und erreichen soll. Die Mitarbeit des Kranken wird nicht nur ermöglicht, sondern ist gefordert.

Sanieren heißt auch das Beachten von organischen Störfeldern, das Auffinden und Behandeln von Entzündungen mit Herdcharakter. Das können Zahngranulome, aber auch andere, bakteriell verursachte Entzündungen sein, bis hin zum Vorhandensein einer Dysbiose.

Ein weiteres Ziel naturheilkundlicher Behandlung ist die *Steigerung der körpereigenen Abwehr* mit naturgemäßen Mitteln. Obwohl bei Naturheilverfahren die Begriffe Immunmodulation oder Immunstimulation schon immer eine große Rolle gespielt haben, bereitete es Schwierigkeiten, die klinische Wirksamkeit solcher therapeutischer Bemühungen klinisch nachzuweisen. Während die Schulmedizin das Gammainterferon erkannte und für die Therapie nutzte, befassten sich die Naturheilverfahren – aus der Erfahrung heraus – mit Maßnahmen, die unspezifisch, d.h. auf kein spezifisches Anliegen gerichtet, zum Einsatz kamen. Hier hat die Phytotherapie ihre Domäne, die bei der Behandlung von unspezifischen Infekten und chronisch entzündlichen Erkrankungen alternativ oder ergänzend zu chemotherapeutischer Behandlung ihre Indikationen hatten. Diätetik, Eigenblut, ausleitende Heilverfahren, Balneotherapie, Klimatherapie u.a. ergänzen dann diese therapeutischen Bestrebungen.

Weitere, regulationstherapeutische Maßnahmen, wie z.B. die Akupunktur, stehen heute vor ihrer Anerkennung.

Auf der Grundlage Jahrtausendealter Behandlungserfahrungen entwickelten sich verfeinerte Methoden, die Befindensstörungen, Leistungsabfall, Funktionsschwächen etc. wiederherstellen sollen. Für den Patienten sind sowohl die Allgemeinmedizin wie die Naturheilverfahren zumindest teilweise sehr unbequem. Sie verlangen von ihm *Selbstdisziplin, Geduld*, und *Mitarbeit*.

Bewegungstherapie, Pflanzenheilkunde, Wasserbehandlung, Ernährungsheilkunde und Ordnungstherapie stellen die Grundlagen naturheilkundlicher Therapieformen dar, ergänzt von Bioklimatologie, Thalassotherapie, Segment- und Reflexzonenbehandlung und Massageformen, die ebenfalls zunächst empirisch erarbeitet wurden. Sie alle wurden von praktisch tätigen Ärzten ausgeübt, und erst in letzter Zeit bemühte man sich darum, auch ihre wissenschaftlichen Grundlagen, ihre Wirkungsweise und die Unbedenklichkeit ihrer Anwendung zu ergründen und naturwissenschaftlich zu erarbeiten.

Die praktische Medizin entwickelte sich eben im Hinblick auf ihre wissenschaftlichen Grundlagen sehr viel langsamer als die forschende Medizin. Allgemeinmedizin wie die Naturheilverfahren wurden dabei oftmals als „halbwissenschaftlich" abqualifiziert. Erst in letzter Zeit haben Naturheilverfahren im Hochschulbereich ihren Platz gefunden. Es gibt im Rahmen der Allgemeinmedizin heute den Lehrbeauftragten für Naturheilverfahren an den meisten deutschen Universitäten. Entsprechend einer langen Historie ist die Freie Universität hier führend mit dem bislang einzigen Lehrstuhl für Naturheilverfahren in Deutschland, den Professor Bühring inne hat und mit großem Erfolg vertritt.

Rehabilitationskliniken haben sich mit viel Engagement der klassischen Naturheilverfahren angenommen und seit dem letzten Weltkrieg dem Präventions- und Rehabilitationsgedanken viel Aufmerksamkeit gewidmet. Gerade im Bereiche der Bewegungs- und Wassertherapie wurden beträchtliche wissenschaftliche Leistungen erbracht und Arbeit geleistet, die von den Bundesversicherungsanstalten (finanziell) unterstützt wurde. Auch auf diätetischem Sektor entwickelten sich Fachkliniken für ernährungsabhängige Krankheiten, die nicht nur Kostverbote in ihrem Therapieansatz haben, sondern auch hier neue Wege beschritten.

Mein Lehrer W. Zimmermann fasste die Aufgaben eines speziellen Krankenhauses für Naturheilwesen, wie wir es auch in Hamburg-Ochsenzoll und hier in Berlin haben, wie folgt zusammen:

- Die Förderung natürlicher Heilung durch Sonne, Licht, Wasser, Bewegung, Ernährung und Psychohygiene
- Den Ausbau und die Anwendung naturgemäßer Heilverfahren der Reiz- und Umstimmungstherapie (Neuraltherapie, Akupunktur, ausleitende Verfahren, Phytotherapie, Homöopathie)
- Alternativen gegen künstliche Einflüsse in der Medizin und die Möglichkeit zum Einsatz auch empirischer Heilverfahren
- Dialog von Arzt und Patient im Sinne der Aufklärung, der Ordnung und Führung

Karl Jaspers – mit ihm möchte ich schließen – sagte zu diesem Thema: „Der Arzt ist weder Techniker noch Heiland, sondern Existenz für Existenz". Der Arzt kann damit zu einem Schicksal für den Kranken werden. Schicksal insofern, als der Kranke es zu einem Teil durch sich selbst herbeiführt; dass er es aber auch zum Teil vorfindet „als das ihm begegnende Arztsein".

Hypnose – Methoden und Anwendung

Werner Eberwein
Ki-Zentrum
für Psychotherapie, Berlin

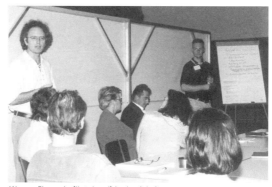
Werner Eberwein (li stehend) in der Arbeitsgruppe

Hypnose fasziniert, aber sie gibt auch zu skeptischen Fragen Anlass. Sie ist eine therapeutisch nachgewiesenerweise wirkungsvolle Methode, ja sogar eines der am besten untersuchten Therapieverfahren. Dennoch bleibt der hypnotische Zustand letztlich ein Mysterium – das macht ihn so interessant.

Die meisten Menschen denken, wenn sie das Wort Hypnose hören, zuerst an Show-Hypnotiseure im Fernsehen, die ihre Opfer als Huhn über die Bühne hüpfen lassen, oder an alte Kriminalfilme wie „Dr. Mabuse", in denen harmlose Mitbürger durch Hypnose gezwungen wurden, Verbrechen zu begehen. Viele gehen davon aus, dass ein Mensch unter Hypnose der Macht des Hypnotiseurs vollkommen unterworfen sei und alle seine Befehle willenlos befolgen müsse. Mit der psychotherapeutischen Anwendung der Hypnose hat all das glücklicherweise kaum etwas zu tun.

Dass Menschen inneren Zwängen unterliegen und nicht Herr bzw.

Frau ihres eigenen Lebens sind, ist in vielen Fällen gerade der Grund, weswegen sie einen Psychotherapeuten aufsuchen. Einem Klienten ist langfristig überhaupt nicht damit gedient, wenn lediglich ein neurotischer Zwang durch einen hypnotischen ersetzt wird. Zwar bewegt sich der menschliche Geist in Trance auf einem tieferen Niveau, so dass in gewissem Umfang seine „Programme" verändert werden können. Da aber die Psychotherapie, so wie ich sie verstehe, vor allem die *Befreiung* des Menschen von psychischen Einschränkungen zum Ziel hat, muss auch Hypnosetherapie dazu beitragen, den Patienten zu befähigen, *selbstverantwortlich* seine eigenen Wege zu finden. Und in Trance ist es wesentlich leichter als im Wachzustand, Kontakt mit der „inneren Stimme" (der Intuition) aufzunehmen und sich von ihr leiten zu lassen.

Vor zwanzig Jahren haben die Hypnosetherapeuten ihre Patienten noch ziemlich autoritär in Trance versetzt, ihnen suggeriert, dass all ihre Probleme verschwinden würden und sie dann wieder aufgeweckt. Diese veraltete Methode funktionierte nur in wenigen Fällen und meistens nur für kurze Zeit. Die Hypnose galt daher in Psychotherapeuten- und Medizinerkreisen lange als obskure Außenseitermethode und wurde kaum beachtet (während sie in Comic-Heften und auf Jahrmärkten stets gegenwärtig blieb).

In den siebziger Jahren wurden die neuartigen hypnotischen Techniken des amerikanischen Psychotherapeuten Milton Erickson in Europa bekannt, der manchmal so raffiniert hypnotisierte, dass der Klient oder ein ungeschulter Beobachter meistens gar nicht bemerkte, wie er den Patienten eigentlich in Trance versetzt hatte. Er arbeitete mit einer Vielfalt von „unsichtbaren" Suggestionen, mit therapeutischen Doppelbindungen gezielter Verwirrung und symbolischen Geschichten. Im Gegensatz zur klassischen, autoritären Hypnose kann man mit den Ericksonschen Techniken nahezu jeden Patienten in Trance versetzen. Dadurch kam die Hypnosetherapie in den letzten Jahren zu einer ungeahnten Renaissance. Hypnose macht den therapeutischen Prozess sanfter, tiefer und leichter kontrollierbar. Sicherlich entspricht die Hypnosetherapie darüber hinaus einem Zeitgeist, der mehr Wert auf schnelles, müheloses und effektives Vorankommen als auf eine tiefgründige, kritische Auseinandersetzung mit sich selbst legt. Dennoch wird die Zeit vermutlich zeigen, dass auch die Erickson-Hypnose kein Wundermittel ist, und dass auch hypnotische Therapieprozesse Zeit und vor allem eine stabile therapeutische Vertrauensbeziehung brauchen, wenn sie langfristig wirksam sein sollen.

Was ist Hypnose, was ist Trance?

Trance ist ein *veränderter Zustand des Erlebens und Verhaltens*, der weder mit dem alltäglichen Wachsein noch mit Schlaf identisch ist.

In Trance ist die kontrollierende Aktivität des Bewusstseins vermindert, und die selbständigen Funktionen des Unbewussten sind verstärkt. Trance kann verschiedene Tiefenstadien erreichen, vom leichten Tagtraum bis zu schlafähnlichen Zuständen, an die man hinterher keine Erinnerung mehr hat. Vielfache Untersuchungen beweisen aber, dass Menschen in hypnotischem Schlaf auf Suggestionen reagieren können, auch wenn das Bewusstsein „verschwunden" ist und man sich hinterher an nichts mehr erinnert.

Jeder Mensch erlebt im Laufe seines Lebens häufig Zustände von „Alltagstrance", die nicht weniger tief sind als die Trancen, die von den erfahrensten Hypnotiseuren bei ihren besten Medien hervorgebracht werden. Auch Tieftrance-Zustände mit spontanem Gedächtnisverlust, Schmerzfreiheit oder posthypnotische Reaktionen kennt jeder. Oder haben Sie noch nie erlebt, dass Sie auf der Autobahn gefahren sind und nach einer Weile merkten, dass Sie fünf oder zehn Minuten lang „unbewusst" fuhren, und sich an diese Zeit nicht mehr erinnern konnten? Offenbar waren Sie reaktionsfähig – Sie konnten lenken, überholen, beschleunigen, bremsen und Verkehrsregeln beachten, aber Ihr Bewusstsein war „weg", und

Sie wussten hinterher nichts mehr. Sie würden das normalerweise nicht so nennen, aber faktisch waren Sie in einer Tieftrance. Die Monotonie der Straße, das Motorgeräusch und das regelmäßige Vibrieren des Autos haben dabei die Rolle der hypnotischen Induktion übernommen.

Vor einigen Jahren fiel mir in Portugal beim Hinunterklettern einer Geröllhalde ein großer Steinbrocken auf den rechten Unterschenkel und hinterließ eine etwa zwei Handflächen große, tiefe Hautabschürfung, die stark blutete. Ich spülte die verletzte Fläche mit Mineralwasser ab und pinselte sie dann mit Jodtinktur ein – und spürte dabei zu meiner Überraschung nicht den geringsten Schmerz. Die Haut und das Unterhaut-Bindegewebe im Bereich der Wunde war ohne mein Zutun für etwa drei Stunden vollkommen taub. Erst am Abend, wieder in der Pension angekommen, kehrte die Sensibilität zurück, und die Wunde schmerzte heftig. Ich war offenbar in einem trance-ähnlichen Zustand gewesen, obwohl ich mich vollkommen wach gefühlt hatte. Auch wenn wir gefesselt sind von einem spannenden Roman, einem Kinofilm oder einer ergreifenden Musik, und dabei die Außenwelt zeitweise fast vergessen, sind wir in Trance. Ebenso in dem von Phantasien durchzogenen Grenzzustand zwischen Wachen und Schlaf jeden Morgen und jeden Abend. Manche Menschen sind auch nach einem Orgasmus für eine Weile wie entrückt in einer Traumwelt.

In Trance ist die Wahrnehmung der Außenwelt und das rationale Denken gedämpft, andere, tiefere Ebenen des Gewahrseins dagegen sind geöffnet. Trance ist *nicht* einfach die Mitte zwischen Wachsein und Schlafen, sondern ein dritter, eigener Raum, *weder Wachen noch Schlaf*.

Jeder Mensch unterliegt hypnotischen Effekten, auch wenn er das nicht bewusst bemerkt. Daher ist auch jeder Mensch hypnotisierbar, sofern man ihm nicht eine Methode überstülpt, die ihm nicht entspricht, sondern ihm erlaubt, seinen eigenen Weg in die Trance zu finden. Ein Therapeut, der schematisch jeden Klienten auf die gleiche Weise hypnotisiert, wird in vielen Fällen keinen Erfolg haben. Um ängstliche oder sehr kontrollierte Menschen in Trance zu führen, muss man sich ihren Mustern anpassen, ihre Gewohnheiten und Charakterzüge *nutzen*. Das ist eine der wesentlichen Neuerungen, die Milton Erickson in die Hypnose-Technik eingeführt hat.

Trance kann durch einen Therapeuten, Hypnotiseur, Heiler oder Schamanen induziert, gesteuert und genutzt werden. Sie kann aber auch von dem Hypnotisierten selbst eingeleitet und gesteuert sein, wie in der Selbsthypnose, in der Meditation oder in Visualisierungsübungen. Sie kann durch eine Überflutung aus dem Unbewussten ausgelöst sein, wie in einer Psychose oder während einer traumatischen Situation wie Folter, Misshandlung oder Vergewaltigung. Sie kann durch neurologische Manipulationen wie Lichtblitze, Hyperventilation oder Brain-Machines, durch Massage, heiße Bäder, Schwitzhütten oder durch psychotrope Substanzen wie LSD, Meskalin oder Ecstasy ausgelöst werden.

Trance ist nicht ein bestimmter Zustand, sondern ein ganzes Bündel von Zuständen, zum Beispiel:
- Der „selige" Zustand eines Babys nach dem Stillen
- Die tiefe Entspannung während einer Massage
- Hypnose beim Psychotherapeuten
- Luzides Träumen (wenn man im Traum weiß, dass man träumt)
- Ekstatisches Tanzen
- Drogenrausch
- Autismus
- Depressives Erstarren
- Meditative Leere des Geistes
- Mystische Identifikationserlebnisse

Der Trance-Zustand eröffnet Fähigkeiten, die dem Wachbewusstsein nicht zur Verfügung stehen. Menschen in Trance können sich in traumartigen Szenerien erleben, Schmerzen vermindern oder ausschalten, Blutungen stoppen, Einzelheiten ihrer frühen Kindheit erinnern, ihren eigenen Namen vergessen, die Heilung von Wunden beschleunigen, abgewehrte Gefühle zulassen, aufgetragene Befehle hinterher im Wachzustand ausführen, Ekstase erleben, ihre Körpergrenzen verändert wahrnehmen, sich entspannen und erholen, sich in Panik hineinsteigern, Ängste mindern, sich mit anderen Menschen, Objekten oder Prozessen identifizieren, bewegungsunfähig werden, sportliche Leistungen verbessern oder sich das Rauchen abgewöhnen.

Die Einleitung einer Trance

Einer direkten Aufforderung an das Unbewusste wie „Geh jetzt in Trance!" könnten wohl die wenigsten Menschen nachkommen, mögen sie noch so bereitwillig sein. In Trance zu gehen liegt normalerweise außerhalb der Möglichkeiten des bewussten Willens. Daher ist für die Einleitung einer Trance eine spezielle *Kommunikationsweise* oder ein *Ritual* erforderlich, das eine Veränderung des Bewusstseinszustandes ermöglicht und Reaktionen des Unbewussten bewirken kann.

Um den Prozess der Trance-Einleitung zu verstehen, muss man sich zunächst klarmachen, dass jede Kommunikation neben dem Mitteilungsaspekt auch einen *Aufforderungsaspekt* beinhaltet. Die Aufforderung kann explizit sein („Gib mir doch bitte mal das Salz rüber!") oder implizit („Du hast mich schon so lange nicht mehr zum Essen eingeladen.") Die Aufforderung kann sich entweder an das Bewusstsein oder an das Unbewusste richten. Sie kann durch Worte oder durch Körpersignale und die Stimmlage übermittelt werden.

Eine Suggestion ist eine spezielle Form der Aufforderung, nämlich eine *Aufforderung an das Unbewusste*. Durch Suggestion wird der Trancezustand herbeigeführt, vertieft, genutzt und zurückgenommen.

Trancezustände können eingeleitet werden durch:
- Worte („verbale Suggestion")
- Geistige Übungen (Meditation, Visualisierung)
- Identifikation (Rollenspiele, Psychodrama)
- Berührungen („magnetische Striche")
- Bewegungen (Trance-Tanz)
- Bestimmte Formen von Kontakt (tiefer Augenkontakt)

Der Trancezustand zeichnet sich durch eine größere Empfänglichkeit für Suggestionen aus, und diese Empfänglichkeit kann suggestiv verstärkt werden. Es wird also durch Suggestion ein *suggestibler Zustand* erzeugt.

In der Hypnosetherapie wird Trance meistens dadurch eingeleitet, dass die Aufmerksamkeit des Klienten zunächst auf ein bestimmtes Erlebnis fokussiert und dann darin „absorbiert" wird. Was zur Absorption der Aufmerksamkeit verwandt wird, ist eigentlich vollkommen gleichgültig. Wichtig ist nur, dass es die Aufmerksamkeit des Klienten *fesselt*. Es kann zum Beispiel ein glitzernder Gegenstand sein, auf den der Klient schaut, eine Erinnerung oder ein inneres Bild, das er sich vorstellt, oder auch der stetige Fluss seiner aktuellen Gedanken, Gefühle und Empfindungen. Wenn die Aufmerksamkeit möglichst weitgehend absorbiert ist, dann umgehen die folgenden Suggestionen bereits teilweise die weiter auf den Fokus geheftete Aufmerksamkeit des Klienten und können an den bewussten Filterfunktionen vorbei direkt das Unbewusste erreichen.

Heilen in Trance

In den Heilverfahren der verschiedenen Völker werden veränderte Bewusstseinszustände auf unterschiedliche Weise benutzt. In den Heiltänzen des !Kung-Volkes der Kalahari-Wüste beispielsweise ist der *Heiler* durch ausgiebiges nächtliches Tanzen und Singen in Trance, während der „Patient" wach ist und mitunter deftige obszöne Witze über den Heiler reißt, was den Heilvorgang aber in keiner Weise stört. In der psychotherapeutischen Hypnose dagegen ist der *Klient* in Trance, und der Therapeut ist wach und kontrolliert, was offenbar ebenso funktioniert.

Trance ist eines der ältesten Heilverfahren der Menschheit. Möglicherweise geschehen psychische Heilungen *immer* in Trance, denn alle Formen der Psychotherapie arbeiten bewusst oder unbewusst mit Trance-Effekten:

- Die *Psychoanalyse* arbeitet mit der Technik der freien Assoziation, die den Patienten in einen nicht-alltäglichen Bewusstseinszustand hineinführt, in der Regressions- und Übertragungsprozesse gefördert sind.
- In der *Gestalttherapie* versetzen sich die Klienten in ihre Mutter oder ihren Vater hinein, sie lassen ihre beiden Hände oder ihr linkes und ihr rechtes Bein miteinander sprechen, was nur in einem nicht-alltäglichen Bewusstseinszustand möglich ist.
- In der *Körpertherapie* bewegt sich der Körper des Klienten in Wellen oder Zuckungen von Energie, oder der Klient verprügelt ein Kissen anstelle seiner Eltern und fühlt sich dabei als Kind.
- In der *Verhaltenstherapie* stellt man sich intensiv vor, man würde sich einer beängstigenden Situation aussetzen (zum Beispiel auf einen Turm steigen, wenn man Höhenangst hat), um sich daran zu gewöhnen.

Wir alle sind fähig, in den Zustand eines besonderen Heilungsbewusstseins einzutreten. Meistens leben wir aber in einer bloß rationalen Welt und haben einen Mangel an Trance- und Ekstase-Erlebnissen, die wir uns dann von außen durch Kinofilme, Drogen oder Popkonzerte zuführen.

Ist jeder Mensch hypnotisierbar?

Vor einer Weile habe ich einen Physikprofessor hypnotisiert, der Grundlagenforschung im kristallografischen Bereich macht. Wegen seiner durch und durch rationalistischen Weltanschauung bot ich ihm hypnotische Suggestionen im Rahmen eines naturwissenschaftlichen Modells an. Ich sprach von „Muskelinnervationen" und „synaptischen Transmittern", wodurch er leicht einen kataleptischen Starrezustand des ganzen Körpers erleben konnte. Mein Versuch, mit ihm ein dissoziiertes Bild seiner selbst zu entwickeln, mit dem er sprechen konnte, schlug jedoch vollständig fehl, weil eine Grundüberzeugung seiner Weltanschauung war, dass der selbe materielle Körper (er selbst) unmöglich an zwei Orten gleichzeitig existieren könne. Als ich ihm in der Trance Analogien aus der Quantenphysik („nichtlokale Wechselwirkungen von Elementarteilchen") als Modell anbot, wehrte er das vollständig ab, weil er auch in Trance davon überzeugt war, dass es solche Phänomene lediglich auf der subatomaren Ebene, nicht aber für makroskopische Körper gibt. Bis zum Ende der Sitzung fiel mir so schnell kein hypnotisches Bild für das Erlebnis der Dissoziation ein, das mit der Weltanschauung dieses Mannes übereingestimmt hätte. Es fiel ihm leicht, ein hypnotisches Phänomen zu entwickeln, das in seine Weltanschauung hineinpasste. Ein Phänomen, das seiner Philosophie zuwiderlief, konnte er dagegen nicht entwickeln.

Obwohl dieser Mann durch meine Suggestionen am ganzen Körper steif wie ein Brett war, so dass er durch ein leichtes Pusten gegen seine Stirn nach hinten umfiel, fragte er mich hinterher: „Und, war ich jetzt in Trance, oder was?" Obwohl für jeden Außenstehenden offensichtlich war, dass er meinen Suggestionen gefolgt war (was er im Wachzustand niemals getan hätte), war es ihm selbst keineswegs deutlich, dass er in einem veränderten Bewusstseinszustand gewesen war. Seine Frage: „War ich jetzt in Trance?" ist geradezu typisch für das Trance-Erleben. Der Trance-Zustand ist für Ungeübte oft nicht leicht zu erfassen. Irgend etwas seltsames scheint geschehen zu sein, aber man weiß nicht genau, was es war, oder ob das jetzt Hypnose war.

In den letzten dreißig Jahren wurde eine Vielzahl von Untersuchungen mit Tausenden von Versuchspersonen durchgeführt, um einen systematischen Zusammenhang zwischen der Hypnotisierbarkeit und Persönlichkeitsmerkmalen wie Willensschwäche, mangelnder Intelligenz und anderen negativen psychischen Eigenschaften zu entdecken. Trotz großen Aufwandes konnte in den Untersuchungen *kein* solcher Zusammenhang nachgewiesen werden. Das hartnäckig sich haltende Missverständnis, die Hypnotisierbarkeit hänge mit einer Schwäche des Ich zusammen, kann somit als *widerlegt* gelten.

Ebenfalls widerlegt ist die landläufige Meinung, Frauen seien leichter hypnotisierbar als Männer. Es konnte in breit angelegten Untersuchungen *kein* Unterschied zwischen der Hypnotisierbarkeit von Frauen und Männern gefunden werden. Kinder scheinen jedoch leichter hypnotisierbar zu sein als Erwachsene. Die Hypnotisierbarkeit (soweit sie mit Tests gemessen werden kann) erreicht ihren Höhepunkt etwa im 10. Lebensjahr und sinkt mit zunehmendem Alter (vermutlich mit der allgemeinen geistigen Beweglichkeit) allmählich ab.

Wird dem Hypnotisierten sein freier Wille genommen?

Viele Menschen befürchten, durch Hypnose ihrer Willensfreiheit beraubt zu werden und der Macht des Hypnotiseurs absolut ausgeliefert zu sein. Die Ängste beziehen sich unter anderem darauf, ob man mit Hypnose dazu gebracht werden kann, Geheimnisse oder persönliche Intimitäten auszuplaudern, die man im Wachzustand lieber für sich behalten würde. Es gibt auch die Angst, man könnte zu albernen oder sexuellen Handlungen gezwungen werden, zu denen man im Wachzustand nicht bereit sei. Viele Menschen haben Angst, von Hypnose oder dem Hypnotiseur abhängig oder nach dem Trancezustand süchtig zu werden. Es hat sich in der Hypnosetherapieszene in den letzten Jahren leider eingebürgert, solche Ängste mit beruhigenden Standardfloskeln abzubügeln. Einige Hypnotiseure sagen auf Fragen dieser Art etwa: „So etwas ist in meiner

15-jährigen Praxis noch nie passiert." So einfach ist es aber leider nicht. Zunächst einmal ist unser Wille keine monolithische Einheit, sondern ein Komplex aus verschiedenen Anteilen. Wenn man zum Beispiel einen Raucher fragt, ob er mit dem Rauchen aufhören wolle, so erhält man darauf in aller Regel keine eindeutige Antwort. Natürlich ist sich jeder Raucher bewusst, dass Rauchen gesundheitsschädlich ist. Es gibt in fast jedem Raucher einen Teil, der mit dem Rauchen aufhören möchte. Es gibt aber auch einen anderen Teil, der weiter rauchen will. Wenn es um einen Berufswechsel oder einen Umzug in eine andere Stadt geht, können nicht nur zwei, sondern ein ganzes Sammelsurium von Willensanteilen eine Rolle spielen. Daher ist die Frage, ob man in Hypnose zu etwas gebracht werden kann, das man nicht tun will, nicht leicht zu beantworten.

Wenn der Hypnotiseur dem Hypnotisierten hilft, Fähigkeiten zu realisieren, zu denen dieser willentlich keinen Zugang hat, dann ist dies nur dadurch möglich, dass sich der Hypnotisierte in einen veränderten Bewusstseinszustand begibt, der in großem Umfang vom Hypnotiseur gesteuert wird. Der Hypnotisierte gibt dem Hypnotiseur Macht über sich.

Jede autoritäre Ausübung von Macht, sei es durch Zwang oder durch Manipulation, verletzt die Würde des Klienten und führt zu bewusstem oder unbewusstem Widerstand. Wer einer Macht ausgesetzt ist, mag sich ihr kurzfristig unterwerfen, aber er sträubt sich dagegen, wo er kann, und sinnt insgeheim auf Vergeltung. Ein hypnotischer Einfluss, der dem Denken und Wollen des Hypnotisierten widerspricht, führt über kurz oder lang zu einem Machtkampf, den der Hypnotiseur langfristig nur verlieren kann. Auch wenn die ausgeübte Macht aus einer noch so gut gemeinten hypnotischen Suggestion gegen ein körperliches oder emotionales Leiden besteht, wehrt sich der Hypnotisierte dagegen, in der Regel durch die baldige Wiederkehr des Symptoms.

Hypnotische Suggestion, die ein Erleben oder Verhalten direktiv befiehlt oder untersagt, wirkt manchmal spektakulär, aber nie dauerhaft. Die Seele bewegt sich in der Tiefe nur aus Überzeugung und aus ihrem eigenen Antrieb heraus, oder sie bewegt sich nicht. Der Hypnotisierte kann sich nur dann einer Trance-Heilung wirklich hingeben, wenn seine Eigenständigkeit und Kreativität respektiert und gefördert wird, und wenn er nicht in eine Richtung gedrängt wird, die ihm fremd ist, oder die ihm widerstrebt.

„Der erfahrbare Atem" – Unterricht und Therapie

Prof. Ilse Middendorf
Institut für den Erfahrbaren Atem, Berlin

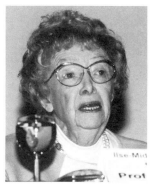

Was ist eigentlich „Atem"? Zunächst spüren wir, dass er uns bewegt. Wenn die Luft, in der wir leben, in uns eindringt, wird sie zu unserem Atem. Jede Zelle wird von ihm ernährt, jedes Wort das wir sprechen, wird von ihm getragen, jeder Klang, den unsere Kehle gibt, beruht auf seinen Strömen. Jede Schwierigkeit in unserem Dasein sucht er auszugleichen bis zur Hilfe in großer Not – kurz: Atem ist Leben!

Es ist nicht möglich, Atem mit Worten zu beschreiben. Und dennoch gibt es viele Wege dem Atmen näher zu kommen – der unsere heißt Erfahrung. Wollen wir unseren Atem und damit uns selbst kennenlernen, müssen wir ihn erfahren. Eine umfassende Erfahrung schließt die Sinne ein. Dadurch erleben wir ganz und unmittelbar – direkt. Wenn wir Atem erfahren, sind wir Atem.

Welchen Weg nun müssen wir beschreiten, um unseren Atem zu erfahren?

Wir müssen uns zu uns selber sammeln, dadurch empfinden wir uns, und wir bemerken, dass wir atmen. Ganz von selbst.

Er kommt von selbst und geht von selbst und kommt und geht. Gewiss – nur – wir wissen das nicht, unsere Atmung ist an sich unbewusst. Sammeln wir uns jedoch zu uns selber, so empfinden wir gleichzeitig, wohin wir uns gesammelt haben, und sogleich empfinden wir auch unseren Atem.

Wir empfinden, dass er sich bewegt. Mit dem Einatem spüre ich einige Gegenden meines Rumpfes weit werden und beim Ausatmen schwingen dieselben Gegenden wieder zurück in die Ausgangslage. Nun entsteht eine kleine Ruhe nach dem Ausatmen. Ich kann also wahrnehmen, wenn ich meinen Einatem empfange und wenn mein Ausatem davonströmt, ebenso die Ruhe nach dem Ausatmen.

Ganz einfach und so ausgesagt, wie wir es erfahren: Wir lassen den Atem kommen, wir lassen ihn gehen und warten, bis er von selbst wiederkommt.

Es lassen sich drei Formen des Atmens unterscheiden:
- Die unbewusste Atemfunktion
- Der willentlich eingesetzte Atem
- Der Erfahrbare Atem

Die *unbewusste Atemfunktion* erhält uns am Leben, jeder atmet in einer Weise, die er braucht, um seine Lebensfunktionen aufrecht zu erhalten. Die unbewusste Atemfunktion nährt, heilt und hilft uns immer – aber eben unbewusst für uns selbst. Sie ist allen Einflüssen – ob positiven oder negativen – von Innen und Außen ausgesetzt.

Der *vom Willen geführte Atem* dagegen ist zweckgerichtet und verfolgt ein Ziel. Allein schon wenn wir vom Atmen sprechen, ziehen wir ihn willentlich in uns hinein. Wach und aufmerksam atmen wir aus der Instanz des betrachtenden Denkens. Alle festgeformten Atemübungen suchen ein Ziel und dienen einem Zweck – sei es zum Aufbau der Gesundheit, sei es ein vorgeschriebener Weg zur Vergeistigung. Hier gibt es auch den Unterschied zwischen „richtig" und „falsch" – im Gegensatz zum *Erfahrbaren Atem*.

Dieser ist in das So-Sein eingebettet und äußert sich aus dem Ursprung. Wenn wir Atem erfahren, wird er bewirkend – und wir erleben ihn. So können wir sagen:
- Der willentlich eingesetzte Atem kommt aus dem Denken.
- Die unbewusste Atemfunktion ist lebenstragend.
- Aber es ist der Erfahrbare Atem, der unser unbewusstes und bewusstes Dasein umgreift.

Ich beschrieb eingangs, dass wir uns sammeln zu uns selbst. Dieses Sammeln meint weniger gespannte Aufmerksamkeit auf einen Punkt, als sich zu sich selbst verdichten.

Zugleich empfinden wir, wohin wir uns gesammelt haben – etwa in eine bestimmte Gegend unseres Leibes oder auch den gesamten Leib umfassend.

Empfinden, Spüren, das gehört zu einem unserer Sinne, der uns im Alltag bewusst wird: Der Tastsinn. *Empfindend* werden wir *gewahr*, dass sich unsere Leibwände dehnen und wieder zurückschwingen in die Ausgangslage, und hier durchdringen und umschließen sich geist-seelische Regungen mit dem leiblichen Empfinden, das in dem sensiblen und vegetativen Nervensystem verankert ist. Dieser bedeutende Vorgang des Ineinandergreifens von leib-seelischen Reaktionen veranlasste mich, von *Empfindungsbewusstsein* zu sprechen.

An dieser Stelle sei ein kleiner Einblick in die psycho-physischen Prozesse der Atmung eingefügt: Da gibt es mechanische, kreislaufdynamische, chemische, nervös-reflektorische und zentral-nervöse Einflüsse, deren Bewunderungswürdigkeit ich nicht erwähnen muss. Und es gibt nur sehr wenige unabhängige und eigenständige Impulsgeber im Organismus: Einer davon ist der Sinusknoten des Herzens, der andere ist das Atemzentrum in der Tiefe des Hirnstammes. Dieses Zentrum, das eigentlich aus mehreren, komplex vernetzten Zentren besteht, ist selbst eingebettet in eine große Nervenzellgruppe des Stammhirns, die zum zentralen Teil des ganzen zentralen Nervensystems gehört. Die Formatio Reticularis, ein dicht gewebter, netzartiger Verbund von Nervenzellen, in den von allen Seiten praktisch alle Informationen einströmen, die irgendwo im Körper oder im Gehirn entstehen, sowohl aus den Sinnesorganen als auch aus allen Empfindungsbereichen und ebenfalls aus allen höheren Gehirnregionen.

Hier in diesem Netzwerk ist das Atemzentrum als ein anatomisch ununterscheidbarer Teil der Formatio Reticularis eingewoben und verbindet damit den Atem auf das Innigste mit der vegetativen Regulation, mit der Motorik, mit unseren Empfindungen und unserer Bewusstseinslage. Jeder kleine Reiz, von Außen oder von Innen, verändert die Weise zu atmen und macht damit den Atem zu einem der empfindlichsten Seismographen, über den der Organismus verfügt.

Nach diesem kurzen Blick in die Physiologie zurück in die Erfahrungsweisen unseres Atmens:

Im ewigen Weit und Schmal der Atembewegung entstehen die Atemräume wie erwähnt. Wir unterscheiden fünf Räume:

1. Da gibt es den *unteren Raum*. Er umfasst Becken und Beine, und seine Kraft aus dem Atem erweist sich als tragend, antreibend und vital. Symbolisch gesehen ist er wie die Erde. Wir gewinnen viel tragende Kraft aus ihm, die im Ausatem nach oben steigt und die oberen Leibräume trägt. Wir haben hier die *aufsteigende Atemkraft*.

2. So bildet der untere Raum die Basis für den *Mittleren Raum*. Er entsteht etwa zwischen Nabelhöhe und sechstem Rippenring und sein wichtigster leiblicher Bestandteil ist das Zwerchfell. Das Zwerchfell ist ein schwingendes Segel zwischen dem unteren und dem oberen Leibbereich und hat umfangreiche Bedeutung. Wie wichtig, dass es wirklich zu einem schwingenden Segel wird!

Die Kraft der Atembewegung im Mittleren Raum bewegt sich *horizontal* in die Außenwelt und verdichtet sich im Rückschwingen zu einem Zentrum zwischen Nabel und Brustbein, das wir *Mitte* nennen. Wir er-

leben hier die *horizontale Atemkraft*.
3. Über dem Mittleren Raum entfaltet sich der *Obere Raum*. Er gleicht dem Wipfel eines Baumes, der von Wurzel und Stamm getragen wird. Das Schöpferische, das aus der Tiefe quillt, wird hier gestaltet.
Der Obere Raum umfasst den Schultergürtel, Arme, Hals und Kopf. Die bewegende Kraft des Atems meint in dieser Region das Seelische und Geistige, die sich in einem *sanften, abwärtsgerichteten Ausatemstrom* äußern. Das ist die *absteigende Atemkraft*.

Gewiss trennen wir diese drei genannten Räume nicht. Wir unterscheiden sie nur, wenn sie ihre Kräfte ausdrücken. Sie bilden zusammen unseren Innenraum, den wir atmend spüren können. Wir können hier Substanz wahrnehmen. Substanz ist gleichsam ein Stoff, der die Bedeutung, den Inhalt und die Qualität der seelischen, geistigen und leiblichen Kräfte umschließt. Substanz ist Kraft aus dem Ursprung – Aussage des Seins. Im Kraftfeld der Atemsubstanz „sind wir angekommen" – „zu Hause" – hingegeben und gleichzeitig selbständig.

Im Zustand der atmenden Substanz umschließen sich Sein und Werden, umschließen sich die Gegensätze. Es entsteht „Mitte".

Nicht weniger wichtig ist der Außenraum, der uns allseitig umgibt und in ähnlichem Maße Einfluss auf unser Dasein hat wie der Innenraum. Wir erfahren den Außenraum als Weite und fühlen uns frei werden. Im Spannungsfeld von Innen und Außen ist er die atmende Mitte, die uns die Ich-Kraft, die Ich-Wesens-Kraft, bewusst macht und die Kraft gibt, zu bestehen.

Nun seien einige der Entwicklungsstufen auf dem Weg des Erfahrbaren Atems genannt:

Wir dehnen die Gliedmaßen und alle Körperwände und erhalten dabei immer den Einatem. Natürlich achten wir dabei auf das Ausatmen, aber wenn wir entdecken, dass – wenn wir uns dehnen – sich immer der Einatem einstellt, haben wir ein natürliches Gesetz des Atmens entdeckt.

Dann gibt es das weite und sehr ergiebige Feld der Druckpunkte, die uns mehr und mehr empfindsam machen für Atemräume. Es ist gewiss überraschend, wenn wir z.b. die Kuppen der Mittelfinger aneinander drücken und plötzlich spüren, dass sich der Atem im Mittleren Raum bewegt, die Flanken deutlich horizontal dehnen. Die weiteren vier Fingerpaare rufen Ähnliches hervor.

Der *Spannungsatem* regt die Übenden sehr an. Sie praktizieren ihn gern, weil er in kurzer Zeit den Tonus günstig zu verändern vermag, und sich die Stimmung durch geweckte Vitalität rasch hebt.

Ein ganz breites, ein bedeutendes Feld im Erfahrbaren Atem ist die Arbeit mit dem Vokalatemraum. Er entsteht durch schweigendes Singen eines Vokals. Dadurch erfolgt eine Atembewegung und formt einen bestimmten Raum des Leibes. Wähle ich einen anderen Vokal, so entsteht auch ein anderer Atemraum. Der Übende lernt ganzheitlich und vertieft zu empfinden, und er lernt, seinen Atem kommen zu lassen, ohne ihn zu führen. Tönen und sprechen – die Welt der Klänge – ergänzen und runden das Erlebnis ab, wahrzunehmen, dass Atmen erfahrbar ist.

Nun möchte ich mich dem Rhythmus unseres Atems zuwenden. Er gibt mir das Maß meines Atmens und, wenn er ausgewogen ist, ist das innere und äußere Wachsen im Gange. Im unbewussten Atmen kennen wir unseren Rhythmus noch nicht. Wenn wir Atem erfahren, gestaltet sich unser Atem- und Lebensrhythmus. Das Atmen als rhythmisches Geschehen erscheint in jedem von uns individuell.

Sind wir im Ein- und im Aus-Atmen sowie in der Ruhe nach dem Ausatmen, die wir ja Pause nennen, im Gleichgewicht, so entsteht allmählich eine hohe Qualität in unserem Atem. Die allzu vielfältigen Eindrücke von Innen und Außen aber sorgen dafür, dass dem Atem manches zur Ausgewogenheit fehlt. So kann ein Einatmen zu flach, ein Ausatmen zu lang, eine Atempause zu kurz sein. Unzählige Variationen des Gesagten sind alltäglich.

Rhythmus durchdringt auch unsere Haltung. Seiner selbst bewusst, richtet sich der Atmende auf, getragen von der Spannkraft seiner geistseelischen und der Atemkraft seines Leibes. An dieser Stelle sei besonders unserer Wirbelsäule gedacht. Sie ist bis heute leider allen Menschen unbewusst. Überlastet, in jeder Weise falsch eingesetzt, wird sie schließlich schmerzhaft und bringt zahlreiche Erkrankungen hervor, die durch verschobene Wirbel eingeleitet worden sind.

Die Basis der Wirbelsäule ist zunächst Kreuzbein und Becken, aber darüber hinaus die tiefe Gründung der Beine und der Füße im Boden. Hier schon, unter den Fußsohlen, entscheidet sich eigentlich das Schicksal der Wirbelsäule: Kann sie trotz der Lasten, die sie tragen muss, federn und schwingen oder muss sie sich krampfhaft verfestigen, weil das Körpergewicht zu stark auf den Fersen liegt? Hier können wir unseren Atem hilfreich erfahren. Stehen wir nämlich wirklich auf unseren Großzehballen und bauen unser gesamtes Körpergewicht darüber auf, so durchschwingt uns unsere Atembewegung von Kopf bis Fuß in angenehmster Weise – verlagern wir jedoch unser Gewicht auf die Fersen, müssen wir die Knie festigen, damit wir nicht nach hinten kippen. Der Rücken versteift sich total, und unser Atem bleibt in kontrahierten Gegenden hängen – das sind der Brustkorb im Gebiet des Brustbeins und ein Stück der Bauchdecke. Haltung ist Gleichgewicht, das wir als Leichtigkeit und Mittenkraft erfahren.

So wird der Leib allmählich atmend durchlässig und seiner selbst empfindend bewusst, bis sich in diesen *Bewegungen aus dem Atem* Seele, Geist und Leib als Ganzes ausdrücken können. Der Atmende wird gleichsam in die Bewegung getragen – es kommt alles von selbst und wirkt wie eine eigene Sprache. Er vermag von seinen atmenden Gesten und Gebärden abzulesen, was ihn in seinen tiefen Schichten bewegt. Der Atmende ist angeschlossen an seinen unbewussten und bewussten Daseinsgrund.

Nun sei noch einmal zusammengefasst, was der Erfahrbare Atem in uns bewirken kann: Durch das schwingende Weit und Schmal der Atembewegung wird unser Körper durchlässig. Er löst die überspannten Gegenden und hebt die unterspannten zu besserer Spannung an. Mit jedem Atemzug entsteht Freude, die allmählich unsere Befindlichkeit trägt. Wir finden das Sinnvolle unseres Lebens, und aus unserem unbewussten Körper entsteht uns der empfindungsbewusste gesunde Leib.

Tibetische Medizin in ihrer geschichtlichen Entwicklung und heutigen Praxis: Kann und darf man sie im Westen anwenden?

Prof. Dr. med. Jürgen Aschoff
Universitätsklinikum Ulm

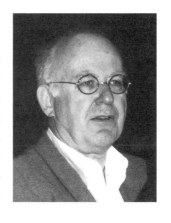

Tibetische Medizin übt ähnlich wie die traditionelle indische ayurvedische Medizin oder die traditionelle chinesische Medizin eine große Anziehungskraft auf den westlichen Menschen aus, wobei das Wissen um die Eigenart, die Geschichte und die Besonderheiten speziell der tibetischen Medizin gegenüber dem Kenntnisstand zum Ayurveda oder zur traditionellen chinesischen Medizin meist weit geringer ist.

Beim Studium der in westlichen Sprachen publizierten tibetischen Texte und Erfahrungen kann man viel über die tibetische Medizin lernen. Man erkennt rasch, dass es weltweit einen Schwerpunkt an Veröffentlichungen mit Teilübersetzungen und Kommentaren zu den rGyud bzhi („Vier Tantras" oder „Vier Taktrate") – dem Basis- oder Standardwerk der tibetischen Medizin – gibt, mit bislang einer kompletten russischen Übersetzung aller „Vier Tantras" (D.B. Dashiev, Novosibirsk 1988), einer kompletten mongolischen sowie kompletten chinesischen Übersetzung.

In englischer Sprache sind nur zahlreiche Teilübersetzungen erschienen:
- Das erste Tantra (rTza-rGyud) oder Wurzeltantra (Sanskrit: Mûla Tantra) liegt in einer Übersetzung von Jhampa Kelsang vor: „The Ambrosia Heart Tantra", mit Anmerkungen von Yeshi Donden, Dharamsala 1977. Dieses erste Tantra ist jetzt erneut erschienen als Band I der geplanten kompletten und kommentierten 15-bändigen englischen Übersetzung der rGyud bzhi durch V. D. Dash, Delhi 1994.
- Das zweite Tantra (bShad rGyud) – oder erklärendes Tantra (Sanskrit: khyata Tantra) – ist zur Hälfte ins Englische übersetzt, und zwar als Teil II des „Ambrosia Heart Tantra" (siehe oben).
- Das dritte Tantra (Man ïag rGyud) oder „Die mündliche Instruktion" (Sanskrit: Upadæa-Tantra) enthält 92 Kapitel, von denen bislang erst sehr wenig übersetzt wurde. Die Kapitel zu gastro enterologischen Problemen (Koliken, im wesentlichen das Kapitel 49 des 3. Tantra) wurden von B. D. Badaraev und Mitarbeiter (Ulan-Ude 1976) ins Russische, aus dem Russischen von Dr. Stanley Frye ins Englische (Dharamsala 1981) übersetzt. Drei Kapitel zur tibetischen Psychiatrie wurden von Terry Clifford übersetzt (Kapitel 77, 78 und 79), York Beach 1984, sowie das Kapitel zur Epilepsie in einer kritischen Parallel-Übersetzung anschließend von R. E. Emmerick (Groningen 1987).
- Das vierte Tantra (Phyi-ma rGyud), die „Anmerkungen oder Ergänzungen", (Sanskrit: Uttarà-Tantra) wurde ebenfalls in Teilen übersetzt. Hier sind es vor allem die Arbeiten zur Pulsdiagnose, so aus dem ersten Kapitel dieses Tantras durch Yeshi Donden (Dharamsala 1980), und später von R. P. Steiner (vier Teile ebenfalls zur Pulsdiagnostik, Garden City 1987-1989), die bislang in englischer Übersetzung vorliegen.

Der große Umfang der Arbeiten zu den rGyud bzhi zeigt aber zugleich, dass eine gewisse Stagnation, ein immer wieder Zurückgreifen auf ein viele Jahrhunderte altes Werk, heute noch die Basis der tibetischen Medizin bildet. Wie bei wohl allen traditionellen Medizinsystemen (mit Ausnahme vielleicht des Ayurveda) findet eine moderne, naturwissenschaftlich orientierte Fortentwicklung dieses Medizinsystems so gut wie nicht statt. Vielleicht ist eine solche Fortentwicklung auch gar nicht wünschenswert, da für die tibetische Medizin (und gleichermaßen übrigens auch für die traditionelle chinesische Medizin) in den letzten Jahrzehnten eine „Fortentwicklung" nur im Rahmen einer Vermengung mit der westlichen Medizin stattgefunden hat, aber so gut wie keine „Überprüfung" der ureigensten traditionellen Medizin in Hinblick auf ihre Wirksamkeit. Diese Vermengung führt aber zu einem Verlust des „Besonderen Ganzheitlichen Philosophischen", das ein wesentliches Element jeder traditionellen Naturheilkunde darstellt.

Überspitzt ausgedrückt „behaupten" zahlreiche Publikationen nun, dass tibetische Medizin bei diesem und jenem Krankheitsbild mit dieser und jener tibetischen medizinischen Anwendung hilft, es wird aber nie nachvollziehbar beschrieben oder auch nur versucht zu validieren, ob über den Zeitfaktor hinaus – Krankheiten heilen oft im Laufe von Wochen und Monaten auch von alleine aus – irgend eine spezifische oder auch nur der Heilung förderliche unspezifische Wirkung einer tibetischen Medizin einem Kranken geholfen hat. Die einzige Ausnahme hierzu bilden die Polnischen und Schweizer Arbeiten zu Padma 28, einem von dem russisch-polnischen Arzt Wladimir Badmajeff kreierten und an die Schweizer Padma AG überlassenen Pflanzenpräparat, dessen Herkunft aus der tibetischen Medizin nicht zu verleugnen ist, dessen Tibet-Spezifizität aber als eher marginal angesehen werden muss.

Klassische Medikamente der tibetischen Medizin wie die „Juwelen-Pillen", welche Metalle, Mineralien und Edelsteine enthalten, und die ein Spezifikum und eine Besonderheit der tibetischen Medizin darstellen, wurden noch nie am Patienten gezielt auf ihre Wirksamkeit hin untersucht. Wenn ich von „Juwelen-Pillen" als von einer spezifisch-tibetischen Arznei spreche, dann gilt auch dies allerdings nur bedingt. Die tibetische Medizin ist mit ihren wesentlichen Wurzeln im Ayurveda verankert, nur sehr partiell hat sie auch Aspekte der traditionellen chinesischen Medizin kooptiert. Eigenständige Weiterentwicklungen der tibetischen Medizin in den letzten Jahrhunderten gegenüber speziell dem Ayurveda abzugrenzen, ist ein schwieriges Unterfangen. Auch das spiegelt sich in vielen Arbeiten zur tibetischen Medizin wieder, vor allem auch in jenen, die von den heutigen tibetischen Ärzten verfasst wurden.

Ich komme zurück zu dem, was man beim Lesen tibetischer Medizinwerke lernen kann. Im wesentlichen kann man nun drei große Gruppen von Arbeiten zur tibetischen Medizin unterscheiden:

1. Übersetzungen und Kommentare tibetischer Ärzte der letzten Jahrzehnte, die ihre traditionellen grundlegenden Schriften übersetzen oder kommentieren, und nur ganz selten einmal auch über ihre ärztliche Praxis am Patienten berichten.
2. Die große Gruppe englischsprachiger, aber auch französischsprachiger (vorrangig Fernand Meyer) und deutschsprachiger Autoren (vorrangig Elisabeth Finckh), die fast ausschließlich Textübersetzungen, Interpretationen und Analysen bieten, aber keine Prüfung oder Überprüfung der tibetischen Medizin am Patienten durchgeführt haben. Der Einsatz tibetischer Medizin beschränkt sich und erfolgt auch heute noch nahezu ausschließlich im Himalaya-Raum.
3. Schließlich muss auf die sehr umfangreiche russische Literatur der letzten Jahrzehnte hingewiesen werden (vorwiegend in verschiedenen Instituten der Sowjetischen Akademie der Wissenschaften in Ulan-Ude durchgeführt), die im Labor und auch im Tierversuch Pflanzen, die in der tibetischen Medizin beschrieben sind, auf ihre pharmakologische Aktivität hin untersucht haben, ohne aber je in ihren Hunderten von Arbeiten den Schritt unternommen zu haben, ihre Erkenntnisse nun

auch in eine medikamentöse Behandlung eines kranken Menschen umzusetzen!

Liest man frühe Arbeiten der Jahrhundertwende zur tibetischen Medizin, so ist man immer wieder erstaunt, wieviel Textanalyse und Erkenntnis schon in der Frühzeit der Berührung mit der tibetischen Medizin gewonnen wurde. „Standardwerke" der tibetischen Medizin der Jetztzeit – tibetischen oder westlichen Ursprungs -, die mit neuen Erkenntnissen oder einer wesentlichen Weiterentwicklung gegenüber den rGyud bzhi oder seinen späteren Kommentaren aufwarten können, gibt es meines Erachtens seit über 100 Jahren nicht mehr.

Ich möchte aber nun noch meinen Eindruck wiedergeben, wie heute tibetische Medizin direkt am Patienten verwirklicht wird, Erfahrungen, die ich anlässlich eines Besuchs in Lhasa, der Hauptstadt von Tibet, am dortigen Krankenhaus für tibetische Medizin sammeln konnte. Ich war über eine Woche dort offizieller Gast. Der ursprüngliche Menzekhang (so die Bezeichnung für das Krankenhaus für traditionelle tibetische Medizin) wurde 1916 gegründet, und zwar von Khyenrab Norbu (1883–1962). Sein Nachfolger ist der heutige Direktor, Professor Jampa Trenle. Bereits im Jahr 1696 war von Sangye Gyamtso (1653–1705), dem Regenten des fünften Dalai Lama, in Lhasa eine Medizinhochschule gebaut worden, und zwar auf dem Eisenberg gegenüber vom Potala. Diese berühmte Medizinschule „Chagpori" war eine klosterähnliche Institution, in der Lamas, also buddhistische Mönche, zu Ärzten ausgebildet wurden. Laien hatten nicht oder kaum Chancen, dort eine Ausbildung zu erlangen. Meine Kenntnis der Literatur zur tibetischen Medizin lässt übrigens nicht erkennen, inwieweit in der 250-jährigen Geschichte dieser Medizinhochschule wesentliche Impulse, Fortentwicklungen oder

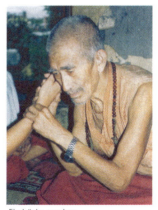

Eindrücke aus dem Krankenhaus für tibetische Medizin in Lhasa

Neuerungen im Bereich der traditionellen tibetischen Medizin vom Chagpori ausgegangen wären. Diese berühmte Medizin-Hochschule wurde in den 50er Jahren zunächst durch den Einmarsch der Chinesen in Lhasa zerstört, später von den Roten Garden in der Kulturrevolution dem Erdboden gleich gemacht. Heute ziert den Eisenberg die zentrale Fernsehantenne von Lhasa.

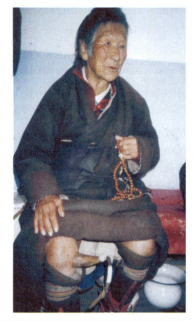

Doch zurück zum jetzigen Menzekhang, der Gründung aus dem Jahre 1916. Während hier bis in die 70er Jahre die theoretische und praktische Ausbildung zum Arzt für traditionelle tibetische Medizin gemeinsam unter einem Dach erfolgte, ist dieses alte Menzekhang-Gebäude heute nur noch Annex zu einem modernen neuen Ambulanz-Krankenhaus und beherbergt den Wohnsitz und die kleine Bibliothek des ungemein liebenswürdigen und gebildeten Direktors, Professor Jampa Trenle. Der Haupt-Menzekhang im Herzen der Stadt und in Sichtweite des Jokhang ist heute also ein großes Ambulanzgebäude, in dem täglich etwa 500 Patienten behandelt werden. Seit einigen Jahren gibt es zudem auch ein In-patient-Krankenhaus zur stationären Behandlung mit vorwiegend traditionellen Heilmethoden und ein College für traditionelle tibetische Medizin, beide am Rande der Stadt gelegen.

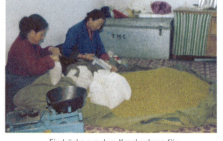

Eindrücke aus dem Krankenhaus für tibetische Medizin in Lhasa

Die heutige Ausbildung zum „traditionellen tibetischen Arzt" in Lhasa

Seit 1989 gibt es das „College for Traditional Tibetan Medicine", das in Zusammenarbeit mit dem Menzekhang fungiert. Es handelt sich um eine staatliche Bildungseinrichtung. Als Eingangsvoraussetzung ist das Chinalandesweite „Abitur" verbindlich. Von etwa 300 Bewerbern werden jedes Jahr 30 im Sinne eines numerus clausus ausgewählt und aufgenommen. Es sind ausschließlich Laien-Studenten, also keine lamaistischen Mönche, da diese in den Klöstern von früher Jugend an einen ganz anderen Ausbildungsgang durchlaufen und nicht die „Hochschulreife" erlangen. Das Verhältnis von Studenten zu Studentinnen beträgt etwa 50:50. Der Unterricht findet vorwiegend (wie in ganz China) vormittags statt, am Nachmittag ist Selbststudium, Sport usw. vorgesehen. Das Lehrpersonal rekrutiert sich zum Teil aus erfahrenen Ärzten des Menzekhang. Mein Besuch im College zeigte eine adäquate Bibliothek, helle schöne Lehrräume, aber am Nachmittag kaum Betrieb. Der Lehrplan sieht so aus, dass im 1. Jahr das erste, zweite und vierte Tantra der rGyud bzhi auswendig gelernt werden, im 2. und 3. Jahr werden Kommentare hierzu und in loser Verbindung medizinische Lehrbücher studiert. Das 4. Studienjahr ist vorwiegend dem Studium des vierten rGyud bzhi-Tantra gewidmet. Während dieser vier Jahre gibt es so gut wie keinen Patientenkontakt, nur kurze Famulaturen. Neben der Anatomie und Physiologie, wie seit Hunderten von Jahren in den rGyud bzhi und in den Kommentaren zu den rGyud bzhi beschrieben, wird heute von Dozenten der „westlichen Medizin" parallel auch westliche Anatomie gelehrt.

Das 5. Studienjahr ist dann ein „internship" im Menzekhang, vorwiegend im Out-Patient-Department (Ambulanz), aber auch im In-Patient-Krankenhaus. Nach dem 5. Studienjahr und einer staatlichen Abschlussprüfung erhält man den offiziellen Titel eines „Arztes für traditionelle tibetische Medizin", darf aber noch nicht selbstverantwortlich

Patienten behandeln. Die Regierung schickt diese fertigen Ärzte zunächst beliebig über Land , wo sie dann unter Aufsicht eines erfahrenen Arztes weitere zwei bis drei Jahre als Assistenzärzte arbeiten. Die besten dürfen ihren Wunschtraum erfüllen und hierzu in Lhasa bleiben.

In den rGyud bzhi wird immer wieder auf den Buddhismus als das Fundament der „heilenden Wissenschaft" rekurriert. Meine Nachfrage ergab, dass diese Teile, die mit der buddhistischen Religion zusammenhängen, heute nicht mehr gelehrt und auch nicht mehr gelernt werden müssen, sie würden aber nur etwa 10% der rGyud bzhi ausmachen. Eine Beziehung zur Astrologie sei ebenfalls unerheblich, da die Astrologie nur für die Kalenderberechnung von Bedeutung sei. Die Astrologie ist nach tibetischen Quellen natürlich auch von Bedeutung hinsichtlich des Sammelns von Heilpflanzen, zu welcher Jahreszeit, zu welcher Tageszeit, auch wie und unter welchen Bedingungen getrocknet wird. Während früher tibetische Ärzte diese Pflanzen weitgehend alle selbst gesammelt haben und die astrologischen Vorschriften kannten und beachteten, werden heute die Pflanzen für die Herstellung tibetischer Medizinen von professionellen Pflanzensammlern zusammengetragen, getrocknet, und dann sackweise in Lhasa abgeliefert. Zum Teil werden die Pflanzen auch auf dem Markt gekauft. Heutige Studenten der traditionellen Medizin machen während ihres dreijährigen Grundstudiums lediglich kurze Ausflüge in die Natur, um die Pflanzen selbst zu sehen, vielleicht auch einmal zu sammeln, sie erhalten aber letztlich nur marginale Kenntnisse der Heilpflanzen und der gesamten Pharmakologie. Absolut identisch wie bei uns in der westlichen Medizin kaufen und verschreiben tibetische Ärzte heute Fertigpräparate.

Die Klinik für stationäre Patienten

Bei meinem Besuch im Krankenhaus (In-Patient-Department), das räumlich weit entfernt vom alten Menzekhang in einem Außenbezirk von Lhasa, aber in enger Nachbarschaft zum College, liegt, erlebte ich ein modernes, architektonisch gelungenes, helles, dreistöckiges Krankenhaus, mit angenehmen und geräumigen Krankenzimmern. Es wirkte adäquat hygienisch und gepflegt. In den Abteilungen für Chirurgie, Innere Medizin, Frauen oder Kinder liegen im Erdgeschoss die Dreibettzimmer für den Normalbürger, im mittleren Geschoss die Zweibettzimmer mit etwas mehr Ausstattung für Mittelschicht und gehobenere Verwaltung, im 3. Stock dann die üppig ausgestatteten Einbettzimmer mit zusätzlich Bad, Wohnraum, Telefon und Fernseher für die politische und gesellschaftliche Oberschicht von Lhasa. In der Chirurgie wird ausschließlich nach „westlicher Medizin" von in westlicher Medizin ausgebildeten Ärzten – also nicht nach den traditionellen tibetischen medizinischen Methoden, die ja auch chirurgische Verfahren kannten – operiert. Röntgenapparate entsprechen einer kleinen westlichen Standardausrüstung, das klinische Labor hingegen ist sehr mager ausgestattet. Medikamentös behandelt wird vorwiegend, aber keineswegs ausschließlich, mit traditionellen tibetischen Medizinen, aber bei Bedarf auch mit westlichen Antibiotika. Viel chinesische Akupunktur vervollkommnet das Behandlungsspektrum.

Die Ambulanz, das traditionelle Zentrum der tibetischen Medizin

Das schöne Ambulanzgebäude in unmittelbarer Nähe des Jokhang im Zentrum der Altstadt von Lhasa und in unmittelbarem Anschluss an den alten Menzekhang betreut derzeit täglich etwa 500 ambulante Patienten, überwiegend in den Vormittagsstunden zwischen 9.30 Uhr und 13.00 Uhr. Am Nachmittag gibt es nur noch wenig Patientenbetrieb. Alle Patienten durchlaufen eine Aufnahme, so dass es zu jedem Patienten tatsächlich auch ein Krankenblatt mit schriftlichen Daten gibt, und bei jeder Behandlung trägt der Arzt ganz knapp wichtige Daten ein. Neben der Aufnahme im Erdgeschoss befindet sich die Apotheke, wo Patienten die vom Arzt verschriebenen Medikamente käuflich erwerben. Die Behandlung selbst bei den Ärzten ist kostenlos. Die zwei Stockwerke sind in etwa 20 verschiedene Abteilungen bzw. Behandlungszimmer aufgeteilt, zu denen jeder Patient durch den Türvorhang freien Zugang hat und sich auch zunächst selbst den Arzt aussuchen kann. Bei älteren, erfahrenen oder berühmteren Ärzten drängen sich zehn bis zwanzig Patienten in den kleinen Zimmerchen und warten, bis sie an der Reihe sind, wobei wie üblich in Asien auf Privatsphäre kein Wert gelegt wird. Alle erleben alles mit, alle hören alles mit. Krankenschwestern (ausgebildet im benachbarten chinesischen Krankenhaus mit westlicher Medizin) unterstützen die traditionellen tibetischen Ärzte. Es existieren getrennte Behandlungsräume für kranke Kinder, für Frauenleiden, für Hautleiden, im Erdgeschoss für Notfälle, und dort auch ein kleines Zimmer mit drei Betten zur Infusionstherapie oder EKG-Ableitung. Die Ärztin für Notfälle ist eine Tibeterin, die in westlicher Medizin ausgebildet wurde und neben Pulsdiagnose sich auf Stethoskop und Bluthochdruckapparat verlässt. Sie interpretiert auch die EKG-Kurven.

Neben den erfahrenen Doktoren sind in den Behandlungszimmern bei ein und demselben Patienten auch stets ein oder zwei „Interns", d.h. Studenten im 5. Studienjahr, an der Patientenuntersuchung beteiligt. Mein Betreuer während dieser Woche, Dr. Tsewang Tenpa, meinte, dass insgesamt fast 200 Doktoren in der Ambulanz beschäftigt seien, ich halte eine Zahl zwischen 50 und 100 für wahrscheinlicher.

Die Patienten waren in der Überzahl einfache und bäuerliche Bevölkerung, doch gab es auch Mönche, Patienten aus der Mittelschicht und einzelne vornehm gekleidete Tibeter, die sich alle unterschiedslos in die Menge der wartenden Patienten einordneten. Die Atmosphäre war durchgehend entspannt, angenehm, von einem klassischen Arzt-Patienten-Verständnis geprägt, von seiten der Patienten mit deutlichem Vertrauen zu den Ärzten und von seiten der Ärzte mit einer empathischen und warmherzigen Zuwendung zu den Patienten.

Bei einem meiner willkürlich herausgegriffenen Besuche, am 11. April 1995, von Beginn bis zum Ende der Ambulanzzeit über vier Stunden, wurden von etwa 500 Patienten alle mit Pulsdiagnostik und Zungeninspektion untersucht, es wurde zwölfmal Blut abgenommen und untersucht, und es gab zwei(!) Urinuntersuchungen. Die in der Diskussion mit den tibetischen Ärzten von diesen immer wieder hervorgehobene Bedeutung der Urinbeschau entpuppt sich heute weitgehend als graue Theorie. Das von mir besichtigte klinisch-chemische Labor, mit einer im chinesischen Krankenhaus nach westlichen Methoden ausgebildeten Laborantin, ist minimal ausgestattet und trägt zur Diagnostik wohl so gut wie nichts bei. Die Diagnostik beruht daher heute nahezu ausschließlich auf der Befragung des Patienten, einer Pulsdiagnostik und der Zungeninspektion. Pro Patient nimmt sich der Arzt hierfür etwa fünf Minuten Zeit. Hat der Arzt seine Diagnose nach diesen fünf Minuten gestellt, schickt er den Patienten entweder zur Akupunktur, oder in die Apotheke zum Pillenkauf, bzw. zu beidem.

Die Akupunktur im Menzekhang

In zwei benachbarten Räumen werden im I. Stock chinesische Akupunktur einerseits und tibetische Akupunktur und traditioneller Aderlass andererseits durchgeführt. Die Akupunktur nach traditioneller chinesischer Medizin (ganz und gar verschieden von der Akupunktur nach der traditionellen tibetischen Medizin) wird von tibetischen Ärzten mit einer Ausbildung in traditioneller tibetischer Medizin durchgeführt, die dann anschließend im chinesischen Krankenhaus von chinesischen Ärzten diese chinesische Akupunktur erlernen und fortan nichts anderes mehr in ihrem

Leben betreiben. Auf der anderen Seite gibt es traditionelle tibetische Ärzte, die die traditionelle tibetische Akupunktur durchführen, bei welcher mit einer Goldnadel an einem einzigen Punkt am Kopf (z.B. gegen Kopfschmerzen, Bluthochdruck oder Schwindelgefühle) behandelt wird, zusammen mit Moxa. Meine Beobachtung bei der Behandlung mit chinesischer Akupunktur, die ausschließlich als Elektroakupunktur durchgeführt wird, zeigte zufriedene Patienten gleichermaßen wie im kleinen Behandlungsraum, wo nach traditionellen tibetischen Behandlungsmethoden an mehreren Patientinnen gleichzeitig Aderlass mit „Unterdruck"-Yakhörnern an den großen Gelenken durchgeführt wurde. Ich erlebte auch eine traditionelle tibetische Akupunktur am Kopf mit Goldnadel und Moxa. Die Patienten suchen sich nicht die Art der Behandlungsmethode aus, sondern sie werden von den Ärzten je nach dem vermuteten Grundleiden zur einen oder zur anderen Behandlung geschickt. Von jeder Behandlung wird im Patientenbuch ein Vermerk über Datum, Diagnose, Art der Behandlung etc. gemacht. Dieses Behandlungsbuch wird von den ambulanten Patienten (wie überall in China bei ambulanter Behandlung) mit nach Hause genommen und zum nächsten Arzttermin wieder mitgebracht.

Der Verdienst der Ärzte beginnt übrigens bei etwa 500 Yüen im Monat (nach heutigem Kurs etwa 85 DM) und kann, bei erfahrenen und angesehenen Ärzten, bis auf 2000 Yüen steigen. Ärzte verdienen damit nach unseren Maßstäben natürlich nicht viel, innerhalb der chinesischen Gesellschaft sind sie aber privilegiert und verdienen weit mehr als der Durchschnitt. In der Gehaltsstruktur besteht dabei kein Unterschied zwischen traditionellen tibetischen Ärzten am Menzekhang oder den nach westlicher Medizin ausgebildeten Ärzten am chinesischen Krankenhaus in Lhasa.

Die Fabrik für tibetische Medikamente

Die in einem Außenbezirk von Lhasa gelegene „Pharmaceutical Factory" wurde 1962 gegründet. Derzeit arbeiten dort 112 Angestellte und Arbeiter, mit einem siebenstündigen Arbeitstag; Samstag und Sonntag sind frei. Es werden etwa 200 Fertigpräparate aus insgesamt über 500 verschiedenen Bestandteilen hergestellt. Im weitläufigen Terrain der Fabrik finden derzeit Abbrucharbeiten statt, da die chinesische Regierung nach Angaben des tibetischen Direktors der Fabrik erstmals umgerechnet 1 Mio. DM zur Verfügung stellt: Davon wird eine fertige Fabrik mit modernem Maschinenpark zur Herstellung von tibetischen Medizinen erstellt. Ansonsten ist die Fabrik ein wirtschaftlich selbständiges Unternehmen, welches alle erforderlichen Medizinen an den Menzekhang, aber auch über ganz Tibet an Ärzte verkauft, und ein wirtschaftlich durchaus florierendes Unternehmen darstellt.

Die von mir besichtigte Halle, in der die Rohmaterialien von Pflanzensammlern aus ganz Tibet angeliefert werden, die Abteilung für das Zerkleinern und Pulverisieren der Rohmaterialien, ebenso wie die Abteilung zur Herstellung der Pillen, der Sirupe, oder auch die gedeckte Tenne zum Trocknen der Fertigpräparate und die Räume, in denen Pillen später in Plastiktütchen oder bei Juwelen-Pillen in einzelne Plastikbehälter abgefüllt werden, machten auf jeder Herstellungsstufe einen adäquat hygienischen und kompetenten Eindruck. Auf der Führungsebene sind der Direktor und der wissenschaftlich interessierte Vizedirektor sich ihrer Verantwortung hinsichtlich der Zusammensetzung der Präparate, der hygienischen Maßnahmen und der Bedeutung der von ihnen hergestellten Medizinen durchaus bewusst und um Qualitätsstandards bemüht. In einem mehrfach verschlossenen Raum, der nur vom Direktor und Vizedirektor gemeinsam betreten werden darf und der mir auch als große Ehre geöffnet und mir somit Zugang zu allen Inhaltsstoffen gewährt wurde, beherbergt die Gold- und Edelmetallvorräte für die Medikamente, ebenso wie die Halbedelsteine, das Quecksilber, insgesamt also die sehr kostbaren Bestandteile der Juwelen-Pillen.

Doktor Lobsang Dorje, der Vizedirektor der Fabrik, zeigte mir in seiner Wohnung auf dem Fabrikgelände eine wissenschaftliche Sammlung der von ihm selbst fotografierten Pflanzen und Rohmaterialien, die in der tibetischen traditionellen Medizin verwendet werden. Über Jahre hinweg fotografierte er auf hohen Niveau diese Materialien und die Heilpflanzen, wo sie wachsen, ihre verschiedenen Bezeichnungen und wie sie gesammelt werden. So hat er eine Sammlung von mehreren hundert fotografisch dokumentierten Einzelstoffen angelegt. Sowohl für den Direktor als auch für den Vizedirektor stellt eines der großen Probleme die Frage dar, wie kompetenter Nachwuchs herangebildet werden kann. Die College-Studenten, von denen ich einige in der Fabrik antraf, durchlaufen hier lediglich einmalig ein 14-tägiges Praktikum. Sie wirkten aber eher desinteressiert, da sie Ärzte, nicht aber Pharmakologen werden wollen.

Diskussionen über die politischen Verhältnisse habe ich vermieden. Über eine Woche erlebte ich „Atmosphäre" und tibetische Patienten in den Behandlungsräumen tibetischer Ärzte im Menzekhang, und als Arzt habe ich insgesamt einen durchgehend positiven Eindruck gewonnen.

Der Ursprung der Traditionellen Chinesischen Medizin

Prof. Lu Jin Chuan
Peking

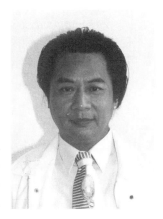

Die drei Systeme der Medizin

Der menschliche Körper ist eine Kombination von spirituellem und physischem Dasein. Alle Funktionen des menschlichen Körpers sind eine Zusammensetzung. Qi ist die Brücke zwischen beiden. Die Absicht der Medizin ist es, die Geheimnisse des menschlichen Körpers zu erforschen und Krankheiten zu heilen. Meiner Meinung nach gibt es drei Methoden der medizinischen Forschung.
- Eine Methode ist es, mit dem „körperlichen Weg" zu beginnen. Das ist der Weg der westlichen (Schul-)Medizin.
- Eine weitere Möglichkeit ist es, den geistigen Weg zu studieren. Diesen Weg möchte ich während meines Aufenthaltes in Deutschland generell vorstellen. Er wird Qi Dao Medizin genannt.
- Die dritte Methode ist die der Traditionellen Chinesischen Medizin, die auch als TCM bekannt ist.

Die grundlegenden Prinzipien, die TCM hervorbrachten

Im folgenden werde ich grundlegende Prinzipien der TCM und ihre Besonderheiten für die Behandlung Kranker vorstellen. TCM ist angesiedelt zwischen dem körperlichen und dem spirituellen Dasein. Sie unterscheidet sich von der Qi Dao Medizin. In letzterer beobachten wir den menschlichen Körper mit zunächst subjektiven Wahrnehmungen. In der klinischen Praxis werden diese Wahrnehmungen analysiert und bewiesen. Sie unterscheidet sich auch von der westlichen Medizin, die durch Beobachtung und Analyse physiologischer und pathologischer Phänomene den menschlichen Körper objektiv diagnostiziert und analysiert.

TCM ist durch ihre Philosophie gesichert. Essentiell und ursprünglich ist sie der Auffassung, dass der menschliche Körper ein organischer Bestandteil des Universums ist. Seine Struktur und seine Funktionen haben daher mit dem Universum eine austauschende Beziehung. Auf der Suche nach einer Behandlungsmethode fanden frühere chinesische Ärzte Inspiration und Erkenntnis in gleichartigen Phänomenen im Universum.

Daher ist TCM eine Mischung aus Materiellem und Spirituellem. Ihre essentiellen Gedanken, Theorien und Prinzipien sind abstrakt, philosophisch und spirituell, aber ihre klinische Praxis ist konkret, technisch und materiell. Tatsächlich können die meisten abstrakten Theorien und Gedanken der TCM – als Resultat einer mehrere tausend Jahre währenden Entwicklung, die schrittweise ein vollständiges System ausgebildet hat – in der klinischen Anwendung bewiesen werden. Da dieses System aus sehr früher Zeit stammt, erscheinen seine Terminologie, seine Erklärungen und Theorien außerordentlich altmodisch, geheimnisvoll und ursprünglich. Es bedarf weiterer Entwicklung.

Grundlagen der Traditionellen Chinesischen Kräuteranwendung

Die TCM ist eng verknüpft mit den Abläufen in der Natur. Ein Arzt wird normalerweise nur die Gestalt, die Farbe, den Geruch und den Geschmack einer Pflanze berücksichtigen. Darüber hinaus sind aber auch die Berücksichtigung der Lebensumstände und die Jahreszeit von Bedeutung. Wir verdeutlichen diesen Zusammenhang am Beispiel eines Patienten, der aufgeschwemmt wirkt: Altchinesischer Ansicht zufolge rührt die Krankheit daher, dass der Patient zu viel Wasser im Körper hat. Beobachtungsgabe und Einfachheit sind also die Grundlage der TCM.

Welche Arten der Pflanzenwelt fürchten das Wasser nicht? Die Antwort ist: Pflanzen, die im Wasser wachsen, z.B. Schilf. Seine Wurzeln sind tief im Wasser und fürchten es am wenigsten. Das Innere einer Schilfwurzel ist hohl und Wasser kann dort fließen. Die Schilfwurzel hat die Funktion, Wasser aufzunehmen und es in zentrale Bereiche zu leiten. Dieser anfänglichen Spekulation folgte ein klinischer Nachweis: die Wurzeln des Schilfes haben entwässernde Funktionen.

Jede Pflanze hat ihre einzigartigen Lebensumstände und Charakteristika. Unter bestimmten Bedingungen wird sie im menschlichen Körper spezielle Wirkungen hervorrufen. Die Bandbreiten der angewendeten Medizin innerhalb der TCM ist vielfältig. Die Kräuteranwendung ist nur ein Teil davon.

Lebensbedingungen wie Wind, Wasser, Standort, Jahres- und Tageszeit sind für das Überleben der Pflanze und für ihre Funktion sehr wichtig. Die Wirkung von gezüchteten Pflanzen ist weit weniger kraftvoll als die am natürlichen Standort gewachsener Pflanzen. Daher nenne ich sie halb-gefälschte Kräuter. Verschiedene Bedingungen und Lebenszyklen verändern den Charakter von Pflanzen. Des weiteren ist der Herstellungsprozess chinesischer Heilkräuter sehr kompliziert. Man benötigt eine Vielzahl verschiedener Inhaltsstoffe, die organisch-chemisch miteinander verknüpft werden. Die Wirkstoffkombination, die in einer Wildform vorhanden ist, ist durch den Menschen nicht nachzubilden.

Die Wirksamkeit eines Kräuteraufgusses ist abhängig von der Temperatur des Feuers, seiner Einwirkungszeit, der Eigenschaft des Behälters und davon, wie sich das Aroma verbreitet. Geschmack, Brühe/Flüssigkeit und Bodensatz der Pflanze haben ihre beschreibbare Wirkung. Derzeit versuchen einige, die aktiven Bestandteile chemisch herauszufiltern. Diese Art der Filtration kann den vollen Umfang der positiven Wirkungen der Pflanze nicht widerspiegeln.

Individuell angepasste Behandlungen

Die Diagnose und Behandlung eines Patienten durch einen qualifizierten Arzt der TCM sieht folgendermaßen aus: Zunächst wird er die Jahreszeit, das Klima und die Lebensumstände berücksichtigen. Danach wird er alle Auffälligkeiten im und am Körper des Patienten beobachten. Dazu gehören die Farbe der Haut, ihr Geruch und das Wahrnehmen von Geräuschen aus dem Inneren des Körpers. Er wird den Patienten nach seinen Erfahrungen mit der Krankheit und seinem Lebensstil befragen und eine Pulsdiagnose vornehmen. Zu jedem beschriebenen Aspekt gibt es eine umfassende Theorie und Praxis. Die auffälligste Eigenschaft der TCM ist es, die Beschreibung an die jeweilige Änderung des Erscheinungsbildes der Krankheit anzupassen. Die Veränderung im Krankheitsgeschehen ist nicht abhängig von der Beschreibung. Die Beschreibung muss jedoch entsprechend der Krankheit verändert werden. Diese Veränderung im Verlauf des Krankheitsgeschehens kann innerhalb eines Tages stattfinden. Am Nachmittag kann sich das Krankheitsbild im Vergleich zum Morgen ins Gegenteil gewandelt haben. Auf diese Weise liefern Beschreibungen den besten Effekt. Die meisten TCM-Arzneien, auf die eine starre Krankheitsbeschreibung bezogen werden kann, dienen ausschließlich einigen dringlichen oder speziellen Anwendungen.

Die Behandlung mit den Mitteln der TCM ist auch ganz besonders von dem Wissen und der Erfahrung des Arztes abhängig. Leider lehnt sich die aktuelle populäre TCM immer mehr an den westlichen Behandlungsstandart an. Der Verzicht der notwendigen praktischen Erfahrung und der Verlust des Vertrauens in die eigene Sinneswahrnehmung ist Grundlage dafür, dass die TCM im Begriff ist, die eigenen Wurzeln und die eigenen Vorzüge aus den Augen zu verlieren und den wahren Vorteil für die Behandlung zu zerstören.

Geistheilung und Komplementärmedizin in England

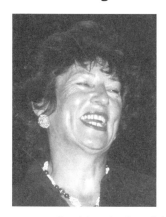

Dr. Brenda Davies
Psychiaterin und Geistheilerin, London

Seit ich ein kleines Mädchen bin, bin ich eine spirituelle Heilerin. Viereinhalb Jahre war ich damals. Aber es war sehr wichtig, dass ich danach auch Medizin studiert habe und Ärztin geworden bin, denn das verleiht meiner Arbeit als Heilerin Glaubwürdigkeit. Mein Weg verlief ungefähr so: Ich war zuerst Apothekerin, Ärztin, Chirurgin und dann Psychiaterin. Jetzt lehre ich, schreibe und mache Workshops überall auf der Welt. Ich meine, dass jeder Mensch sich in seinem Leben weiterentwickeln soll, bis er dort angelangt ist, wofür er eine Berufung hat und der Welt etwas bieten kann.

Jeder Mensch hat ein starke spirituelle Kraft, und das gilt auch für die Leute, mit denen wir arbeiten. Das Problem ist nur, dass die meisten Leute vergessen haben, wer sie sind und welche Fähigkeiten sie haben. Ich glaube, dass die wichtigste Aufgabe, die wir haben, ist, uns selbst daran zu erinnern, wer wir sind, dass wir auf unsere eigene Entwicklung achten und uns vergewissern, dass wir uns immer weiterentwickeln und alles das hervorbringen, was in uns steckt, was wir können, wozu wir fähig sind. Wenn wir dann als Beispiel voran gehen, können wir auch die Menschen, mit denen wir arbeiten, dazu bringen, es uns gleich zu tun. Das bedeutet, dass wir uns selbst und unsere Patienten gleichzeitig in zwei Dimensionen betrachten müssen.

Es ist für mich besonders wichtig, dass ich sowohl Ärztin als auch Heilerin bin, weil ich glaube, dass Medizin im orthodoxen Sinne den Patienten von der Krankheit in einen Zustand der Symptomfreiheit führen kann. Die Komplementärmedizin und Heilung durch Heiler bringt den Patienten dann aber noch insofern weiter, als er nicht nur keine Schmerzen oder Symptome hat, sondern auch eine positive Lebenseinstellung bekommt. Da ich mit beiden arbeite, sowohl mit den Schulmedizinern als auch mit den Therapeuten der alternativen Medizin und Heilern, finde ich, dass man den Leuten aus der Komplementärmedizin mehr Vorurteile entgegenbringt als den Schulmedizinern. Ich finde es aber sehr wichtig, dass wir uns, genauso wie wir unsere Patienten respektieren, auch gegenseitig respektieren. Denn jeder einzelne bringt individuelle Fähigkeiten mit. Jeder Mensch ist ein Individuum, einmalig in seiner Geschichte, nicht nur in diesem Leben. Aber auch einzigartig in dem, was er beizutragen hat, und es ist sehr wichtig, alles von unserem Selbst zu benutzen und an unsere Patienten weiterzugeben. Wenn man mit Patienten arbeitet, muss man sich mit seinem Körper, mit dem Gefühlsleben, mit den spirituellen Erfahrungen, mit dem sozialen Umfeld, der Familie, dem Zuhause, der Arbeitsstelle und der umgebenden Gesellschaft befassen. Man muss auch Vergangenheit, Gegenwart und Zukunft berücksichtigen. Wenn man einen der genannten Punkte nicht berücksichtigt, kann man nicht ganzheitlich arbeiten.

Um sicher zu gehen, dass meine Behandlung durchgreifend gut ist, benutze ich immer folgendes System:

Um uns herum gibt es das universelle Energiefeld, das aus der Energie von allen Dingen besteht, die es im Universum gibt. Aber um mich, wie um jeden herum, besteht ein eigenes Energiefeld, das oftmals als Aura bezeichnet wird. Innerhalb der Aura gibt es Ströme aus Energie, die sogenannten Chakren. Dies alles ist schon bei unserer Geburt präsent, doch in einer noch sehr rudimentären Form. Sie entwickeln sich bei jedem zu sehr verschieden Zeiten. Wir haben aus der Geschichte sehr viele Beispiele für dieses Phänomen. Ich selbst konnte dieses Phänomen beobachten, seit ich ein kleines Mädchen war, darum ist dieser Beweis in mir selbst vorhanden. Jedes einzelne dieser Stadien der Entwicklung steuert spezielle Aspekte in unserem Leben, in unserer Entwicklung und unserem Sein. Wenn wir nun im Prozess der Heilung und Säuberung dieser Chakren bei einem Patienten sind, dann berühren wir jeden Teil dieser Person, physisch, emotional und spirituell.

Die unteren Chakren sind mit dem Körperlichen verbunden, die darüber liegenden mit dem Emotionalen und dann mit dem Spirituellen. Aufgrund der persönlichen Erfahrungen, die wir in unserem Leben machen, entwickeln sich unglücklicherweise oft Blockaden in diesem Energiefluss. Wenn wir völlig gesund sind, gibt es einen vollkommenen Fluss von oben nach unten und auch von hinten nach vorne. Aber wenn ich z.B. persönliche Schwierigkeiten hatte zu einer Zeit, in der sich mein sakrales Chakra entwickelte (zwischen dem fünften und achten Lebensjahr), dann entsteht dort eine Blockade. Das wirkt sich dann negativ auf meine Sexualität und auf meine Kreativität aus. Aber auch der Energiefluss in anderen Gebieten wird blockiert und jedes andere Chakra kommt zu einem gewissen Grad aus der Balance. Wenn ich Leute sehe, die sich Therapeuten nennen, haben sich diese selbst meistens nicht um diese Basisarbeit gekümmert. Sie sind begeistert von den erreichten höheren Chakraebenen und genießen das spirituelle Geschenk, das ihnen dort zuteil wird. Deshalb beachten sie oft die Arbeit mit den niedrigeren Chakren nicht. Das führt zu der Erscheinung, die Sie sicherlich alle schon einmal beobachtet haben, dass Leute irgendwie abgehoben erscheinen und sich nicht mehr als menschliche Wesen fühlen. Oft ist es dieses Phänomen, das den mehr orthodoxen Zweig der Medizin daran hindert, uns anzuerkennen. Ich bin davon überzeugt, dass wir fest „geerdete" menschliche Wesen sein müssen, unabhängig davon, wie wunderbar spirituell wir sind.

Aber die spirituelle ist nur eine Dimension. Eine ganz andere Dimension stellt die Zeit dar. Wir haben vergessen, wer wir eigentlich sind. Als wir angekommen sind, mit unserem kraftvollen Geist, und in einen kleinen Babykörper gepresst wurden, wussten wir noch, wer wir waren. Wenn Sie in die Augen eines Säuglings sehen, dann werden Sie feststellen, dass das Baby weiß, wer es ist. Aber es ist wichtig, dass wir es vergessen, denn sonst würden wir nicht versuchen, uns weiterzuentwickeln. Menschen, die sich auf ihre spirituelle Reise begeben wollen oder schon längst dabei sind, sind meistens an dem Punkt angelangt, wo sie beginnen können zu erkennen, wer sie waren. Wenn sich der Patient zu diesem Punkt hin entwickelt hat, dann gehe ich mit ihm in eine andere Dimension, der Zeit, von woraus wir die Vergangenheit, die Gegenwart und die Zukunft sehen können.

Etwas, was man sich leicht vorstellen kann, ist die Zeit als Kontinuum: Stellen Sie sich die Zeit einfach als eine Straße vor. Stellen Sie sich vor, Sie nähern sich dieser Straße, bis Sie sie fast überqueren können. Wenn Sie in die eine Richtung sehen, erblicken Sie die Vergangenheit, und wenn Sie in die andere schauen, sehen Sie die Zukunft. Falls man nun weit genug schaut, dann kann man sein ganzes Leben und die Leben zuvor sehen. Ebenso kann man in der anderen Richtung noch Ungeschehenes sehen.

Dadurch können wir eine völlig andere Sicht auf unser Leben gewinnen, als Ärzte und Therapeuten uns geben können, und eine andere Perspektive von dem, was wir Psychose nennen. Sogenannte primitive Völker haben sich die Fähigkeit erhalten, solche Reisen zu unternehmen. Ihre Visionen von der Vergangenheit, der Gegenwart und der Zukunft werden von ihnen akzeptiert, so wie sie von mir akzeptiert werden. Doch wenn unsere Patienten solche Fähigkeiten entwickeln, dann heißt es, dass sie psychotisch seien. Es gibt eine ganz einfache und schöne Art, damit umzugehen: Sobald ich ihnen geholfen habe, sich wieder zu erden, indem ich ihnen zeige, wie man richtig atmet, kann ich ihnen beibringen, wie sie mit diesen sogenannten psychotischen Erfahrungen umgehen müssen. Ich zeige ihnen die Zeitdimension, die ich weiter oben beschrieben habe. Dann bitte ich sie, sich vorzustellen, dass aus irgendwelchen Gründen die Tür zu dieser Linie geöffnet wurde, und sie dort durchgegangen sind und sich nun in einem sehr verwirrenden Raum befinden. Dort gibt es sehr viele Wahrnehmungen, die sie normalerweise nicht haben sollten. Wenn ich ihnen beibringen kann, sich das bildlich zu verdeutlichen, dann kann ich ihnen auch sagen, dass sie von der Tür zurückgehen sollen, die Tür wieder zumachen sollen und vergessen, was sie an Wahrnehmungen dort gemacht haben, die sie nicht brauchen.

Im folgenden werde ich ein bisschen auf gute Lebensart eingehen, denn ich bin der Meinung, dass alle diese Dinge angesprochen werden sollen, wenn wir mit unseren Patienten zu tun haben. Da ist einmal die Ernährung, die als erstes das Atmen von frischer Luft bedeutet, dann das Trinken von reinem Wasser und gute Nahrung. Das zweite sind Bewegungsübungen. Alle meine Patienten machen Tai Ji, Yoga, sie tanzen oder was immer sie wollen. Das nächste ist, eine Bindung einzugehen, eine Bindung zu sich selbst, zu anderen Menschen oder auch zu einem Haustier. Dabei geht es um Aufgaben. Wenn man sein eigenes Leben betrachtet und das Leben eines Patienten, dann erkennt man, dass meistens dann ein nervöser Zusammenbruch stattfindet, wenn die Leute das Gefühl haben, dass sie für andere nichts tun können oder dass sie nicht mehr gebraucht werden. Eine 90 Jahre alte Freundin meiner Mutter sammelt die Abendzeitungen von meiner Mutter und bringt sie in ihr Zimmer, das ist genau der Dienst am Menschen, der sie am Leben erhält. Wenn man alle diese notwendigen Dinge für ein gutes Leben berücksichtigt, dann ist das eine weitere Dimension von Behandlung für unsere Patienten: Man führt sie von der „Ernährung" bis hin zur „Aufgabe".

Ich persönlich benutze nicht nur diese Dimensionen, sondern auch alle Dimensionen, die in mir selbst sind. So heile ich mit meinen Händen, meinem Herzen, meinen Fußsohlen, mit meinem Solar-Plexus-Chakra, das ich an den Rücken der Patienten drücke, indem ich sie halte und mein Herz an ihr Herz bringe. Bevor sie anfangen zu weinen, weine ich schon vor ihnen, aber ich kenne meine Grenzen. Bevor ich in mein Zimmer zurückkehre, überprüfe ich, was mir gehört, und das ist das einzige, was ich aus dem Behandlungsraum wieder mit hinausnehme.

Lassen sie mich jetzt ein bisschen von Heilung und Komplementärmedizin in Großbritannien erzählen. Wir haben eine sehr lange Geschichte der Anwendung von Komplementärmedizin. Unser erstes homöopathisches Krankenhaus ist 1846 eröffnet worden. Jetzt gibt es fünf homöopathische Kliniken, und alle werden vom Nationalen Gesundheitsdienst (entspricht den Krankenkassen in Deutschland) getragen.

Wir haben jetzt ein Arzt-Heiler-Netz, in dem sich Ärzte, die auch Heiler sind, und Heiler, die mit Ärzten zusammenarbeiten wollen, treffen und ihre Erfahrungen austauschen können. Gleichzeitig haben sie die Möglichkeit, zu lehren und zu lernen. Seit seinem Beginn 1985 gibt es jetzt fünf Zweige überall im Königreich. Das hat viele Menschen auf die spirituelle Heilung aufmerksam gemacht und den Heilern ermöglicht, anerkannt zu werden. Wir haben jetzt auch ein internationales Netz für Psychotherapie und Heilung, was sich als eine sehr kraftvolle Kombination herausstellte. Ich bin Mitglied einer Arbeitsgruppe des Unterhauses, welche versucht, die Komplementärmedizin und die Geistheilung in die Schulmedizin zu integrieren. Wir haben z.B. angefangen, bei Medizinstudenten und Krankenschwestern das Heilen zu unterrichten, und schaffen dadurch ein allgemeines Bewusstsein für die Geistheilung. Geplant ist auch, den Parlamentariern zu vermitteln, wie Medizin sein sollte. Ich bin überzeugt, dass nur die Anwendung der alten und der modernen Medizin, das Beste aus der östlichen und der westlichen Medizin, das Beste aus der Schulmedizin und der Komplementärmedizin, zum Erfolg führen wird. Denn es wäre sehr traurig, wenn wir eines davon verlieren würden.

In England gibt es jetzt Heiler, die in Hospitälern der Krankenkassen heilen. Ebenso andere Therapeuten wie Masseure, Chiropraktiker, Aromatherapeuten und Akupunkturtherapeuten. Manche arbeiten in Arztpraxen. Die Leute haben aufgehört zu bezweifeln, was ich tue, und ich habe viele Medizinstudenten, die auch diesen aufregenden neuen Weg der Behandlung lernen wollen. Deshalb habe ich sehr große Hoffnungen für die Zukunft.

Obwohl ich mich Heilerin nenne, mache ich selbst eigentlich gar nichts. Ich benutze nur meine Verbindung zu der universellen Energie und empfinde es als Privileg, dass ich diesen „Kanal", diese Antenne habe. Ich muss ihn nur gebrauchen, so weit ich kann und wo immer ich bin, und das ist es auch, warum ich heute hier bin.

Ich möchte mit einer Meditation abschließen:

Bitte stellen Sie beide Füße auf den Boden. Schließen Sie Ihre Augen. Tief einatmen und beim Ausatmen alles Negative aus ihren Fußsohlen fließen lassen. Noch einmal ein tiefer Atemzug. Und jetzt beim Einatmen ziehen Sie etwas Lichtenergie von oben in Ihren Kopf. Erlauben Sie diesem Licht, überall durch Sie hindurch zu scheinen. Alles, was negativ ist, verlässt Sie und wird neutralisiert durch die Erde. Und nun richten Sie Ihre Aufmerksamkeit auf Ihr Herz und erlauben Sie dem Funken, der dort immer ist, Ihr ganzes Wesen zu erhellen. Und mit einem einzigen Atemzug erlauben Sie dem Licht, in Ihre Aura einzudringen. Diese Energie aus Ihrem Herzen ist die Energie der Liebe, die alles heilen kann. Und nun möchte ich, dass Sie ausatmen und den ganzen Raum erfüllen, mit dem nächsten Atemzug füllen Sie Ihre Stadt, ganz Deutschland und dann den ganzen Planeten, und jetzt ins Universum hinaus. Senden Sie Ihre Liebe und Heilkraft und Heilenergie hinaus ins Universum mit dem Wunsch, dass sie da ankommt, wo sie am meisten gebraucht wird, um Frieden und Liebe zu bringen.

Und jetzt erlauben Sie Ihrer Energie wieder zurück zu kommen, zurück nach Deutschland, zurück in Ihre Stadt, zurück in den Raum, zurück in Ihre eigene Aura, und lassen Sie die Energie zurück in Ihr Herz fließen, damit sie darin für immer lebendig bleibe. Und jetzt bitte ich Sie, sehr sanft zurückzukommen.

Die Gesundheitsvorsorge in der ayurvedischen Medizin

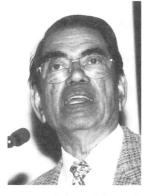

Dr. med. Govin Dandekar
Facharzt für Urologie, Kressbronn

Viele Themen des vorliegenden Buches wie „Der erfahrbare Atem", „Die tibetische Medizin", „Die chinesische Medizin" bis zu den Chakren spielen auch in Ayurveda eine Rolle. Genau das ist aber auch die große Schwierigkeit von Ayurveda.

Ayurveda wird in Indien normalerweise fünf Jahre an den Universitäten gelehrt und kann auf wenigen Seiten nicht umfassend erklärt werden. Aber wenigstens eine kurze Übersicht will ich geben.

Das Wort Ayurveda kommt aus dem Sanskrit und besteht aus den Silben Ayu und Veda. *Ayu* ist das Leben und *Veda* heißt das Wissen. Zusammengenommen ist Ayurveda *die Wissenschaft des Lebens* oder kurz die *Heilkunde*.

Ayurveda ist aber viel mehr als nur eine Heilkunde, eine Therapie. Ayu heißt ja das Leben; Ayurveda ist deswegen auch eine *Lebenskunde*. Es kommen also im Ayurveda nicht nur die Krankheiten zur Sprache, die *Erhaltung der Gesundheit* ist im Ayurveda genauso wichtig.

Dieser Zweck wird in allen Ayurveda-Büchern beschrieben: die Krankheit zu heilen und die Gesundheit zu erhalten. Das Bemühen des Arztes ist, möglichst keine Krankheit entstehen zu lassen. Ayurveda ist also nicht nur therapeutisch, sondern auch prophylaktisch anwendbar.

Jedes Medizinsystem hat ein Weltbild; unser Weltbild prägt unser Handeln. Auch die Schulmedizin hat ein Weltbild. Dieses Weltbild entwickelte sich seit der Renaissance auf den Grundlagen der Naturwissenschaften, also auf Physik, Chemie und Biologie. Die moderne Medizin lehrt alles über die verschiedenen Organe, ihre Funktionsweisen, die chemischen Abläufe, etc. Das ayurvedische Weltbild beruht dagegen auf der Erfahrung.

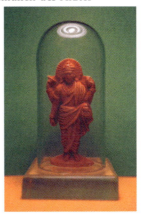

Heilgott Dhanvantari, der die Heilkunde in dieser Welt eingeführt hat

Man könnte nun meinen, das sei ein himmelweiter Unterschied; bei genauer Betrachtung ist das aber nicht so. Der Ayurveda-Arzt sieht mit dem Auge; der moderne Internist tut das im Prinzip auch, aber er schaltet den Sonographen, das Computertomogramm, das Mikroskop vor sein Auge. Für den Ayurveda-Arzt steht die Sinneserfahrung, sein sehendes Auge, an oberster Stelle.

Nach ayurvedischer Sicht setzt sich die Welt aus verschiedenen Elementen zusammen. Diese Elemente heißen: Raum, Luft, Feuer, Wasser und Erde. Es ist sehr schwierig zu verstehen, was diese Begriffe bedeuten. Haben wir doch in der modernen Sprache keine Synonyme, keine gleichlautenden Worte, keine begriffsidentischen Parallelen. Die Worte Raum, Luft, Wasser, Erde, Feuer besagen nicht das, was den Sinn des Original-Sanskritwortes ausmacht.

Korrelieren wir diese Worte einmal mit unseren fünf Sinnen: Mit jedem der fünf Sinne kann man etwas erfahren. Was wir mit dem *Ohr* aufnehmen, sind Schwingungen. Das erste Element *Raum* wird so erfahren. Das zweite Element ist die *Luft*. Dieses Element hat die Fähigkeit, auf der *Haut* spürbar zu werden; die Luft wird mit der Haut erfahren. Man sieht aus diesen Beispielen, dass bei dem Wort „Element" nicht an Sauerstoff oder Stickstoff gedacht wird, sondern unter „Element" verstand der alte Ayurveda-Arzt eine Stoffgruppe mit sinnenerfahrbaren Wirkungen.

Jedes Element, das hinzukommt, wird von einem anderen Sinnesorgan erfahren. So wird das Element *Feuer* mit dem *Auge* erfahren, das Element *Wasser* mit der *Zunge* und das Element *Erde* mit der *Nase*.

Unsere fünf Sinnesorgane lassen uns die ganze erfahrbare Welt erfahren; unser gesamtes Wissen von der Welt sagen uns die fünf Elemente und unsere fünf Sinne.

Der menschliche Körper besteht aus verschiedenen Organen, verschiedenen Geweben, Flüssigkeiten, etc. In unserem Körper laufen die verschiedensten chemischen Prozesse ab; wir kennen Funktionskreise und Rückkoppelungen.

Dass diese vielfältigen Prozesse in allen Organen und Geweben geordnet ablaufen, dafür gibt es nach Ayurveda drei hypothetische Kräfte, drei Bioenergien. Der ayurvedische Terminus technicus heißt Dosha. Diese *drei Doshas – Bioenergien* – heißen: *Vata, Pitta* und *Kapha*. Wörtlich übersetzt heißen sie: Wind, Galle und Schleim.

Aber natürlich ist der Sinngehalt dieser Bioenergien ein ganz anderer, ein viel umfassenderer.

- Vata bedeutet Bewegung, Transport, Steuerung, Impulsgebung.
- Pitta, die Galle, umfasst sämtliche Stoffwechselprozesse.
- Kapha, der Schleim, kontrolliert den Aufbau im Körper, übt aber auch Schutzfunktionen für Schleimhäute aus und ist zuständig für die geregelte Schmierfunktion der Gelenke.

Zusammengefasst kann man von Energiegruppen sprechen. Diese drei arbeiten immer im Verbund; nie erledigt eine einzelne Bioenergie einen Prozessablauf.

Ein Beispiel:
Wir nehmen ein Stückchen Brot oder ein Stückchen Fleisch und essen es. Die Bewegung der Hand zum Mund steuert Vata, das Durchkauen der Speise steuert Vata, die Speichelsekretion steuert Vata, aber die erste Verstoffwechselung des Bissens durch den Speichel wird von Kapha und Pitta gesteuert. Den Weitertransport zum Magen hin steuert Vata, die Separierung der Nahrung in den nützlichen Nährsaft und die Ausscheidungen steuert Vata. Vata steuert den Weitertransport des Nährsaftes bis zum Herzen, auch die Bewegungen des Herzens und die Leistung unserer Sinnesorgane. – Zurück zu unserem Beispiel: Der Speichel, aber auch der Magensaft werden von Pitta gesteuert; alle Verdauungssäfte – Bauchspeicheldrüse, Dünndarmsekrete, Galle, sie alle sind eine Leistung von Pitta. Der Nährsaft geht weiter ins Körperinnere, zur Leber und zur Milz, ja bis zum Herzen. In der Leber erfolgt eine weitere Umwandlung. Viele andere lebenswichtige Enzyme und Stoffe werden dort hergestellt. Wir nennen das heute die „hepatische" Funktion. Ayurveda nennt das die „Gewebsumwandlung" oder das Gewebsfeuer.

Einer der Hauptsitze des Pitta ist im Bereich des Magendarmkanals. Aus dem Nährsaft werden die verschiedensten Gewebe aufgebaut. Nun müssen diese umgewandelten Teile des Nährsaftes auch an den richtigen Stellen des Körpers eingebaut werden. Das ist nun die Aufgabe von Kapha.

Vata transportiert, Pitta wandelt um und Kapha baut ein.

Vata ist sozusagen eine übergeordnete Bioenergie, denn er trägt durch besondere Kanäle Pitta und Kapha an ihre Arbeitsstellen, die in allen Geweben sind. Hier wandeln sie um, hier bauen sie auf. Man ist versucht, von einem Gewebestoffwechsel zu sprechen. Die drei Bioenergien sind aber nicht nur im Körpergewebe der Menschen, sondern in der gesamten Natur und Umwelt, ist doch die gesamte Natur aus den gleichen Elementen geschaffen. Die Bioenergien im Körper und die in der Umwelt stehen in ständiger Wechselwirkung miteinander. Das ist bekannt: Mikrokosmos und Makrokosmos – Mensch und Umwelt.

Ayurveda teilt die Wechselwirkungen zwischen Mensch und Umwelt in verschiedene Kategorien ein. Es gibt *vier Arten von Wechselwirkungen* oder Kontakten zwischen Mensch und Umwelt:

1. Zu viel Kontakt
2. Zu wenig Kontakt
3. Falscher oder nicht sachgemäßer Kontakt
4. Richtiger Kontakt.

Der optimale Kontakt, der Mittelweg , ist der Weg zur Gesundheit.

Ein Beispiel: Die Sonne.
Sonnenschein ist weder gut noch schlecht; es kommt darauf an, wie wir die Sonne genießen. Wenn wir zu viel in der Sonne sind, ist das schlecht, sind wir zu wenig in der Sonne, so ist das ebenfalls schlecht; wenn wir am ersten Urlaubstag drei Stunden in der Sonne liegen, dann ist das unsachgemäß. Diese drei Kontakte führen zur Krankheit. Wenn wir den optimalen Kontakt mit der Sonne haben, dann dient das unserer Gesundheit.

Die Art der Kontakte mit der Umwelt ist noch weiter unterteilt. Da ist einmal der Mensch und die *Zeit*.

Nach Ayurveda ändert die Tageszeit die menschlichen Reaktionen. Frühmorgens reagiert der Mensch anders als mittags oder abends. Deswegen wird auch die Tageszeit mit in die Therapie und in die Prophylaxe einbezogen. (Das tut in geringerem Umfang auch die moderne Medizin). Die Jahreszeit ändert ebenfalls unsere Reaktionen. Die Jahreszeit wird nach Ayurveda in zwei eingeteilt:

1. Die Spanne des Jahres, in der die Sonne uns Kraft gibt
2. Die Spanne, in der diese Kraft fehlt.

Unsere Lebensweise, die Diät, der Sport müssen so ausgerichtet sein, dass sie mit der Jahreszeit in Einklang stehen. So sagt Ayurveda, dass der

Mensch in der Zeit zur Wintersonnenwende hin (also um Weihnachten) eher an Gewicht zunimmt. Im Sommer geht das Abnehmen wesentlich leichter. Für die Therapie ist der Jahreszyklus sehr wichtig. Der Mensch soll seine Gedanken, sein Fühlen und sein Handeln der Jahreszeit anpassen.

Die zweite Art von Kontakten entsteht durch die *Objekte aus der Umwelt*. Am Beispiel des Sonnenbadens wurde dieser Kontakt bereits anschaulich gemacht.

Der dritte Kontakt sind *die menschlichen Tätigkeiten*. Was die menschliche Tätigkeit leisten kann, erleben wir täglich. Wir fliegen zum Mond, können Liebesbriefe schreiben und verschmutzen die Umwelt. Die Resultate aus dieser Art von Kontakten fallen natürlich auf uns zurück.

An einem Beispiel sei dies noch einmal erklärt: Ayurveda sagt nicht „Sport ist gut" oder „Sport ist schlecht". Es kommt darauf an, welcher Mensch welchen Sport wie treibt. Der Marathonläufer machte zwar den Marathonlauf, allerdings fiel er dann tot um. Viele unserer Hochleistungssportler sind sehr krankheitsanfällig; ein zusätzlicher Stress im Sinne einer Abwehr von Krankheitserregern wird nicht mehr verkraftet.

Mit den anderen Tätigkeiten ist das genauso. Wenn wir beim Lesen das Auge benutzen wollen, dann ist grelles Licht nicht gut; nur das Licht eines Kerzenstummels ist auch schlecht; nur eine ausreichende Helligkeit ist optimal für die Gesundheit.

Die Zeit, die Objekte aus der Umwelt und die Tätigkeiten des Menschen sind entscheidend für Gesundheit und Krankheit.

Aber wie entsteht eine Krankheit?

Hier muss ein Postulat der Ayurveda-Medizin näher erläutert werden: Jeder Stoff hat Eigenschaften und jede Eigenschaft hat eine Wirkung.

Wenn Eigenschaften vorhanden sind, muss es einen Stoff geben und die Eigenschaften müssen Wirkungen haben. Auch unsere drei Bioenergien – Vata, Pitta und Kapha – zeigen Wirkungen; folglich müssen sie ein Substrat haben; und dieses Substrat kann behandelt werden.

Ein Beispiel: Ein Mensch hat zuviel Sport getrieben und zuviel Eiskrem gegessen. In seinem Körper ist dadurch die Eigenschaft „Kälte" vermehrt worden. Er ist aber noch nicht krank.

Wird die unsachgemäße Lebensweise weiter fortgeführt, dann sammeln sich die Bioenergien, die die Eigenschaft „Kälte" haben, vermehrt an. In diesem Stadium nennt man die Bioenergien dann „krankmachend" oder „Dosha".

Wenn der Mensch nun noch nicht aufhört mit seiner falschen Lebensweise, dann fangen die Doshas an und wandern durch den ganzen Körper, bis sie einen Platz gefunden haben, der für den Menschen ein schwacher Punkt ist, ein locus minoris resistentiae. Die vermehrt vorhandene „Kälte" kann also zu einer Bronchitis führen (wenn der Mensch oft an Atemwegsentzündungen leidet) oder zu einem Magen-Darm-Katarrh (wenn er oft Darm- oder Magenerkrankungen hat), oder auch zu einem Weichteilrheumatismus. Die Krankmacher, die Doshas, greifen nun an dieser Stelle an. Der Patient bekommt Gliederschmerzen, Fieber, evtl. Übelkeit, Appetitlosigkeit, kurz, er fühlt sich krank.

Insgesamt hat also der Patient bereits vier Krankheitsstufen hinter sich, bevor er sich wirklich krank fühlt:
1. Krankmachendes Agens
2. Ansammeln der Doshas
3. Umherwandern der Doshas
4. Angriff auf den locus minoris resistentiae
5. Krankheit

Die sechste Stufe wären die hinzukommenden *Komplikationen*.

In den ersten vier Krankheitsstufen bestünde für den Patienten noch die Möglichkeit, seine Krankheit abzuwenden, eben eine echte Prophylaxe durchzuführen. Diese Darstellung der Krankheitsentstehung bezieht sich natürlich nur auf innere Krankheiten, ein Unfall durchläuft diese Stufen nicht.

Ich habe zu Anfang die Frage gestellt, ob wir heute überhaupt Ayurveda brauchen. Sehen wir die unterschiedlichen Denkweisen von Ayurveda und der Schulmedizin genauer an:
- Die Schulmedizin denkt analytisch; das heißt, man untersucht das Problem in kleineren Abschnitten oder Teilen.
- Sie denkt auch reduktiv; das heißt, herauszufinden, welcher der Teilabschnitte ist der wichtigste?
- Und sie denkt linear; das heißt, Rückkoppelungssysteme in unserem Körper – die Kybernetik – werden außer acht gelassen.

Ein Beispiel:
Ein Patient hat Tuberkulose. Die Analyse sagt uns, dass das Tuberkelbakterium die Ursache der Krankheit ist. Das Bakterium ist das wichtigste, also richtet sich die Therapie darauf, das Bakterium abzutöten. Mit dieser Methode hat die Schulmedizin riesige Fortschritte gemacht, die niemand von uns missen möchte. Man denke nur an die Akutmedizin, die Antibiotika, die Rettungsmedizin, die differenzierten, hochtechnischen Diagnostika – Segnungen, die nicht hoch genug eingeschätzt werden können.

Die Komplementärmedizin ist für diesen Bereich der Medizin nicht zuständig. Bei den *chronischen Krankheiten* aber ist die Komplementärmedizin – wie z.B. Ayurveda – sehr wohl nötig. Die lineare Denkweise der Schulmedizin versagt hier sehr oft. Die Methode „Feind erkannt, Feind eliminieren, Patient gesund" stimmt eben sehr häufig nicht!

Der menschliche Körper funktioniert nicht in linearer Weise, der Mensch ist ein kybernetisches System. Was auch immer auf uns einwirkt, verändert unseren Körper. Wenn sich in unserem Körper zuviel Hitze angesammelt hat, schwitzen wir, damit das austretende Wasser uns kühlt.

Wenn in unserem Körper zuviel Kälte angesammelt ist, kriegen wir eine Gänsehaut und zittern, damit wir durch die Bewegung Wärme erzeugen. Oder nehmen wir etwas Komplizierteres: Ein Patient leidet an Bluthochdruck. Die Schulmedizin hat genau herausgefunden, welche biochemischen Prozesse zum Hochdruck führen. Exakt diese biochemischen Prozesse werden durch die Medikamente geändert. Warum sich aber diese biochemischen Prozesse verändert haben, wird fast nie eruiert. Möglicherweise würden sie sich ja normalisieren, wenn der Patient einen anderen Beruf hätte, wenn sein Ehe intakt wäre oder wenn er nicht mehr rauchen würde. Der Schulmedizin genügt es, wenn nach der Gabe des Medikamentes der Blutdruck sinkt. Natürlich muss der Patient – zur Freude der Pharmaindustrie – dieses Medikament Jahre hindurch einnehmen. Über die Nebenwirkungen soll gar nicht gcrcdct wcrdcn.

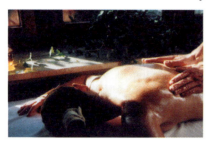

Bei der ayurvedischen Behandlung spielen Körperpflege und Körpermassage eine wichtige Rolle

Für den Ayurveda-Arzt sind diese Rückkoppelungsmechanismen – falsche Lebensweise-Krankheit – sehr wichtig. Er wird zunächst dort eingreifen.

Auch die schulmedizinische Definition der Krankheit sollte genauer betrachtet werden. Was ist Krankheit, was ist Gesundheit? Laut Schulmedizin ist Krankheit ein regelwidriger Zustand. Dafür stehen die Krankenkassen gerade. Wenn jemand diesen regelwidrigen Zustand hat, wird dafür bezahlt. Leider ist diese Krankheitsdefinition doch recht vage. Hat jemand einen Blutdruck von l60 zu 90 ist er noch gesund, bei l65 zu l00 ist er dann schon krank?

Solche Übergänge von gesund zu krank sind für den Schulmediziner nicht genau fassbar. Die Krankheitsstufen der ayurvedischen Medizin würden uns hier weiterhelfen.

Die WHO definiert Gesundheit als einen Zustand vollkommenen körperlichen, geistigen und gesellschaftlichen Wohlbefindens und nicht als Abwesenheit von Krankheit oder Schwäche. Da diese Definition den Idealzustand beschreibt, sind die Gesunden dann eine verschwindende Minderheit.

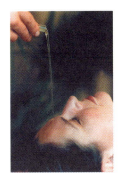

Für Ayurveda ist Krankheit eine Störung im Gleichgewicht; Gesundheit und Krankheit sind zwei Seiten derselben Münze. Gesundheit ist nach Ayurveda Harmonie, Gleichgewicht für Körper, Psyche und Geist. So ist denn auch die Therapie des Ayurveda nicht nur auf Medikamentengabe aufgebaut. Die gibt es natürlich auch. Der Heilpflanzenschatz umfasst mindestens sieben- bis achthundert Heilkräuter, und der Rezepturenschatz ist riesig groß. Aber daneben nimmt die physikalische Therapie einen mindestens ebenso großen Platz ein. Diese Therapie gibt es auch in den modernen Naturheilverfahren, aber die Zielsetzung ist hier ein bisschen anders. Fast stets soll ein mehr an Durchblutung erreicht werden, eine Erwärmung oder Entspannung.

Für Ayurveda aber ist jede Anwendung auch Zuwendung; Körper und Psyche werden mit der Wärmeanwendung behandelt. Die Gemeinsamkeit von Körper und Psyche ist eines der wesentlichen Postulate des Ayurveda.

Nach Ayurveda ist ein Magenkranker nicht nur am Magen krank; die Krankheit strahlt in seinen ganzen Körper aus und schlägt sich auch auf seine Psyche nieder. Jeder kennt das! Also muss der ganze Mensch behandelt werden. Ganzheitstherapie ist gefragt. Eine gutverstandene Schulmedizin macht das ganz genau so.

Aber leider hat sich die Schulmedizin in so viele einzelne Sparten geteilt, dass kaum eine Ganzheitsmedizin durchgeführt werden kann. Unser Magenkranker geht also zunächst zum Gastroenterologen, dann zum Röntgenologen, dann zum Hepatologen, usw.

Ayurveda hat in der heutigen Medizin einen Stellenwert, sowohl für die Patienten als auch für die Wirtschaftlichkeit des Kassensystems.

Grundlagen der anthroposophischen Medizin

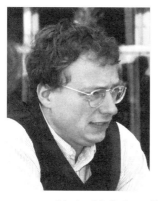

Dr. med. Harald Matthes
Gemeinschaftskrankenhaus Havelhöhe, Berlin

Grundlage der anthroposophischen Medizin ist ein trichotomes Menschenbild, d.h. der Mensch besteht aus Leib, Seele und Geist, welches eigenständige, sich durchdringende Entitäten sind. Anthroposophische Medizin stellt sich nicht in Opposition zu naturwissenschaftlich orientierter Medizin, welche lediglich die leibliche Ebene des Menschen abbildet, sondern erweitert diese um die seelisch-geistigen Dimensionen des Menschen in Diagnostik und Therapie. Sie ist daher weniger eine Komplementärmedizin, als eine erweiterte Heilkunst gemäß ihrem Menschenbild. Sie steht ähnlich wie die traditionelle chinesische Medizin oder die ayurvedische Medizin z.T. im Gegensatz zur rein naturwissenschaftlichen Medizin, da diese das Menschsein lediglich auf das leiblich somatische reduziert und auch seelische wie geistige Qualitäten auf zelluläre oder subzelluläre, physikalisch-biochemische Ursachen zurückführt, ohne diesen Qualitäten eine Eigenständigkeit zuzugestehen.

Im letzten Jahrhundert wurde die Heilkunst zunehmend durch die analytische Naturwissenschaft beeinflusst, so dass sie heute ein fast getreues Abbild dieser in der Naturwissenschaft betriebenen Methode ist. Der Erfolg bestätigt die Berechtigung der anorganischen Methode, im Sinne der kausalanalytischen oder beweisenden Methode, in der medizinischen Forschung und Klinik. Unzählige Vorgänge im Menschen lassen sich auf physikalische und (bio-)chemische Funktionen oder Dysfunktionen zurückführen. Der Erfolg dieser Methode führte jedoch zu einer Vereinseitigung der Medizin, die den Menschen zunehmend auf sein physisch-materielles Sein reduziert. Der Mensch wird weniger als ein geistig-seelisches Wesen, im Sinne einer Individualität gesehen, als vielmehr auf sein somatisches Sein reduziert, welches allein durch die naturwissenschaftliche Methode erfassbar ist.

Der hervorragende Gewinn durch die naturwissenschaftlich orientierte Medizin, der vor allem auf den Gebieten der Intensivmedizin, Transplantatsmedizin, Chirurgie und Traumatologie liegt, ging zu Lasten der Menschlichkeit in der gesamten Medizin. Oft fühlt sich der Mensch in der Medizin nicht mehr als ganzer Mensch, als Individuum wahrgenommen und behandelt. Die Gebiete des medizinischen Fortschritts liegen daher gerade dort, wo der Mensch mit einer gewissen Berechtigung somatisch-materiell aufgefasst werden darf. Im Bereich der chronischen Erkrankungen hingegen, wie z.B. der rheumatischen Erkrankungen und der Befindlichkeitsstörungen oder funktionellen Störungen, die ca. 80% aller Erkrankungen, die zum Arzt führen, ausmachen, sind nur wenige Erfolge der modernen Medizin zu verzeichnen.

Die alten medizinischen Systeme wie die traditionelle chinesische Medizin oder die ayurvedische Medizin beruhen auf einem Wissen, welches heute nicht mehr unbedingt von jedem Menschen in seiner Spiritualität erfasst werden kann und daher von der sogenannten wissenschaftlichen Medizin z.T. keine Anerkennung mehr findet. Eine Medizin, die dem Menschen als trichotomes Wesen gerecht werden möchte, muss ihn in ihrer Methodik auch diesbezüglich erfassen. Dies begründet die Notwendigkeit, die naturwissenschaftliche *Anthropologie* durch die geisteswissenschaftliche *Anthroposophie* zu ergänzen.

Dabei stellt die von Rudolf Steiner entwickelte geisteswissenschaftliche Erkenntnismethode der Anthroposophie eine Möglichkeit dar, mit derselben Exaktheit, wie sie für naturwissenschaftliche Forschung charakteristisch ist, auch auf geisteswissenschaftlichem Gebiet Forschungsergebnisse zu erhalten. Damit wird es möglich, den Menschen auch in seinem seelischen und geistigen Wesen so zu erfassen, dass diese menschlichen Wesensschichten zum Gegenstand wissenschaftlicher Untersuchungen werden können, wie dies für die Forschung und den Fortschritt innerhalb der Medizin von Nöten ist.

Wesentlich für den Ansatz einer Heilmethode ist der jeweilige Krankheitsbegriff. Nach der WHO-Definition ist Krankheit die Abwesenheit von Gesundheit, und Gesundheit wiederum ist definiert als leibliches, psychisches und soziales Wohlbefinden. Danach erscheint wohl kein Individuum gesund, da niemand von sich behaupten kann, dass aktuell jeweils immer ein soziales, psychisches und physisches Wohlbefinden besteht. In der naturwissenschaftlich orientierten Medizin wird Krankheit häufig auch als Defekt in der Mechanik des Leibes, bis hin zur subzellulären Struktur, angesehen. Auch unter diesem Gesichtspunkt muss jedes Individuum als krank angesehen werden, da jeder Mensch irgendwo einen Defekt oder eine Störung, zumindest auf genetischer oder subzellulärer Ebene, hat. Es fällt daher der naturwissenschaftlich orientierten Medizin sehr schwer, Krankheit und Gesundheit allgemein befriedigend zu definieren. Sie behilft sich meist dadurch, dass sie Normen aufstellt, in deren Grenzen sich Gesundheit bewegt. Weicht z.B. ein Laborparameter zu sehr von der Norm ab, so wird er als pathologisch oder eben krank bezeichnet. Damit reduziert sich Krankheit meistens auf die Normabweichung und der Mensch selbst wird – überspitzt formuliert – auf den normierten Durchschnittsmenschen reduziert. Diese Ansicht wird dem Menschen als Individuum, als das er sich fühlt, nicht gerecht, beschränkt ihn auf sein materielles Sein und ist mit Ursache für die große Unzufriedenheit innerhalb der heutigen Medizin.

Aus der anthroposophischen Menschenerkenntnis wird dieser Begriff von Krankheit und Gesundheit als ein Normativum abgelehnt, und sie stellt diesem das Individuum entgegen. Auch definiert sie Krankheit und Gesundheit nicht allgemein, sondern individuell. Für sie gibt es so viele Möglichkeiten von Gesundheit, wie es lebende Menschen gibt, oder anders ausgedrückt: Jeder Mensch trägt in sich seine eigene Möglichkeit zum Gesundsein. Wir können daher als gesund jenen Organismus bezeichnen, dessen Zukunftsmöglichkeit nicht vorzeitig eingegrenzt ist. Krank zu sein hingegen bedeutet, einer temporären oder endgültigen, vorzeitigen Zukunftsbegrenzung zu unterliegen. Wichtig ist dabei zu erkennen, dass der Mensch mit seiner Vielschichtigkeit auf den unterschiedlichsten Ebenen erkranken kann. Stellen die körperliche Unversehrtheit, die physiologische Belastbarkeit und Regenerationsfähigkeit sowie der psychische Reichtum und die geistige Produktivität Qualitäten von Gesundheit dar, so können im Krankheitsfalle eine dieser Ebenen oder mehrere Ebenen gleichzeitig gestört sein. Dies lässt aber auch erkennen, dass z.B. ein Mensch, der in seinem psychischen Reichtum eingeschränkt ist, z.B. im Rahmen einer Depression, trotzdem eine gute physiologische Belastbarkeit und Regenerationsfähigkeit oder eine körperliche Unversehrtheit hat. Andererseits kann es aber auch sein, dass z.B. in einer Krebserkrankung alle vier Schichten, wie geistige Produktivität, psychischer Reichtum, physiologische Belastbarkeit und Regeneration und auch körperliche Unversehrtheit nicht mehr gegeben sind. Aufgrund dieses Sachverhaltes müssen entsprechende Diagnostik- und Therapieansätze die verschiedenen Ebenen des Menschseins berücksichtigen.

Für die leibliche Ebene haben die heute üblichen diagnostischen Verfahren, insbesondere die bildgebenden Verfahren, ihre Berechtigung. Jedoch für die seelische Dimension des Menschen kommen wir mit dieser Diagnostik nicht weiter, sondern müssen neue Instrumente entwickeln.

Auch die Therapie braucht entsprechend der Erkrankungsebene ihren Ansatz. Für die leibliche Ebene sind Medikamente, wie sie in der naturwissenschaftlichen Medizin verabreicht werden (Allopathika) z.T. berechtigt. Meist regen sie jedoch keine Heilung an, sondern unterdrücken lediglich symptomatisch bestimmte Prozesse. Hier bedarf die medikamentöse Therapie durch Phytotherapeutika und Anthroposophika einer Erweiterung, die in den Organismus Anregungen und Prozessualitäten hineinbringt, die für die Anregung eines Gesundungsprozesses hilfreich sind. So vermögen pflanzliche Medikamente durch eine besondere pharmakologische Zubereitung häufig einen bestimmten Prozess, der in der Natur der Pflanze zum Ausdruck kommt, im menschlichen Organismus zu initiieren und dadurch die Selbstheilungskräfte anzuregen. Auf der seelischen Ebene können als therapeutische Maßnahmen künstlerische Therapien gesehen werden.

„Was für die Ernährung des Leibes das Brot ist, ist für die Seele die Kunst." Beispiele einer solchen künstlerischen Therapie sind Mal- und Musiktherapie, Sprachtherapie, Plastizieren oder die aus der anthroposophischen Bewegungskunst entwickelte Heileurythmie. Auf der geistig-individuellen Ebene kann der Arzt durch biographische Arbeit im Sinne der Krankheitsverarbeitung, der Gesprächstherapie, intervenieren. Die Psychotherapie stellt die Interventionsmöglichkeit auf der Schnittmenge des Seelisch-Geistigen dar. Da der Mensch als eine Einheit aus Geist, Seele und Körper gesehen wird und Krankheit ein Prozess ist, der den Menschen in seiner Zukunftsmöglichkeit temporär oder dauerhaft einschränkt, ist dieser Krankheitsprozess auch immer ein persönliches, biographisches Ereignis. Wird dies durch (erweiterte anthroposophische) Diagnostik erkannt, so kann Krankheit bei einer Therapie, die alle Wesensschichten des Menschen einbezieht, aus einer Lebenskrise heraus zu einer neuen Lebensperspektive führen. Damit stellt Krankheit nicht nur Defekt und Unglück dar, sondern kann zu neuen Entwicklungen im Menschen führen, die als Aufgabe für den Arzt und den Patienten gesehen werden können. Damit wird der Patient nicht zum passiven Objekt des Arztes, sondern zum aktiv Mitwirkenden und Gestalter seiner Therapie und Biographie.

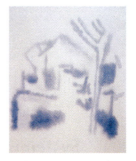

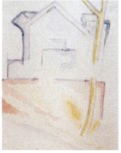

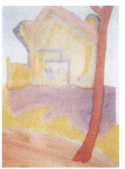

Maltherapeutischer Verlauf (Auswahl) eines Patienten mit schwerer chronisch entzündlicher Darmerkrankung.

Am Beginn der Therapie ist der Patient depressiv und malt etwas unschlüssig das erste Bild von einer Postkarte ab. Im Verlauf der Therapie wird seine Welt farbiger und freundlicher. Bei Malen des letzten Bildes wünscht er sich „den Einzug in das Haus". Die Darmerkrankung stabilisierte sich über viele Jahr zusehens.

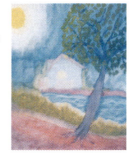

Systemische Enzymtherapie

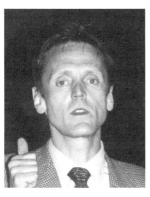

Dr. med. Otto Pecher
MUCOS-Pharma, Geretsried

Enzymhaltige Pflanzenextrakte werden schon seit Jahrtausenden therapeutisch eingesetzt. So berichtet etwa das alte Testament über das Auflegen von rohen Feigen für die Wundheilung, und in Chroniken des alten Mexiko wird die heilende Wirkung von Ananas beschrieben – in der Erfahrungsheilkunde vieler Naturvölker wird diese Art der Therapie bis heute eingesetzt.

Vor 40 Jahren hatte die Enzymforschung einen ersten Höhepunkt. Gereinigte Enzyme waren verfügbar, eine Reihe Nobelpreise waren für die Aufklärung des molekularen Aufbaus und der Wirkungsweise von Enzymen verliehen worden. Die Mediziner hatten die Rolle der hydrolytischen Enzyme bei Gerinnung und Fibrinolyse herausgearbeitet und hatte eine erste Vorstellung, wie zugeführte Enzyme wirken können. Sie verbessern die Fließeigenschaften des Blutes und lösen abgelagertes Fibrin wieder auf. Die Verfügbarkeit hochgereinigter Enzyme machte es inzwischen sogar möglich, sie intravenös einzusetzen mit dem Ziel, Gefäßverschlüsse wieder aufzulösen. Bei dieser lokalen Anwendung muss der Therapeut allerdings ständig die Gerinnung überprüfen, der Einsatz ist somit auf den Notfall begrenzt.

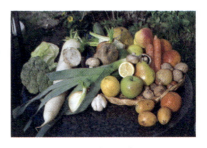

Ein anderer Weg der Anwendung war die orale Gabe von Enzymen. Ausgangspunkt für diese Therapie war die Beobachtung, dass das Blut von Tumorpatienten nicht die Fähigkeit besitzt, bestimmte Tumorzellen aufzulösen. Fügte man dem Blut Kombinationen hydrolytischer Enzyme zu, gewann das Blut der Tumorpatienten diese tumorlytische Fähigkeit wieder zurück.[1] Von der Beobachtung ausgehend, dass das Risiko von Tumoren mit dem Alter zunimmt, im Alter aber auch die Produktion von Enzymen abnimmt, kam man zu dem Konzept, die Enzyme oral zuzuführen. Die Wirkung bei Krebstherapien erklärte man sich darüber hinaus mit dem Entfernen des Fibrinschleiers, der die Tumorzellen wieder für das Immunsystem sichtbar machte.

Zusätzlich hat man erkannt, dass die Enzymtherapie auch zu einer Verbesserung der Fließeigenschaften des Blutes führt und damit für den Einsatz bei Durchblutungsstörungen verschiedenster Ursache geradezu prädestiniert ist.

Der therapeutische Effekt der Enzymtherapie tritt erst langsamer ein und führt zu einer allmählichen Einregelung von pathologisch veränderten Zuständen, aber gleichzeitig zeigen sich kaum Nebenwirkungen.

Weil die Enzymtherapie eine hohe Wirksamkeit bei Erkrankungen zeigt, die das ganze System des Körpers betreffen, hat sich der Begriff „Systemische Enzymtherapie" eingebürgert.

Grundlagen der Enzymtherapie

Von Ärzten für Naturheilverfahren wird die Enzymtherapie mit großem therapeutischen Erfolg eingesetzt. Dabei tauchen aber immer wieder zwei Fragen auf:

Gelangen so hochmolekulare Proteine wie Enzyme wirklich aus dem

Darm ins Blut? Und wenn oral verabreichte Enzyme ins Blut gelangen, dann binden sie sich dort an Enzyminhibitoren. Wie kann man sich dann die Wirkung erklären?

In einer Reihe von Versuchen konnte gezeigt werden, dass die Enzyme tatsächlich unverändert ins Blut gelangen.[2,3,4] Dabei ist ein hoher Anteil der Enzyme an einen bestimmten Enzyminhibitor, das a2-Makroglobulin, gebunden, welches jetzt die enzymatische Aktivität regelt und steuert. Die moderne Immunologie lieferte darüber hinaus eine unerwartete und sehr elegante Erklärung für die Wirkung der Enzymtherapie, aus denen man folgern kann: Die Enzyme wirken nicht trotz der Bindung an a2-Makroglobulin, sondern gerade deswegen.[5] Forschungsergebnisse der letzten Jahre zeigten, dass für die Regulation des Immunsystems das a2-Makroglobulin und die Reaktion des a2-Makroglobulins mit Enzymen eine entscheidende Rolle spielen. Wenn sich ein Enzym mit a2-Makroglobulin verbindet, entsteht ein verändertes Molekül mit völlig neuem, regulierendem und steuerndem Einfluss auf das Immunsystem – dieses veränderte a2-Makroglobulin ist z.B. in der Lage, ein Zuviel bestimmter Zellbotenstoffe zu binden und rasch zu entfernen und verhindert dadurch überschießende immunologische Reaktionen.[6]

Unter Enzymtherapie verringern sich aber auch die Spiegel an pathogenen Immunkomplexen. Kurzum, die klinische Wirkung der Enzymtherapie konnte mit deutlichen Effekten auf das Immunsystem korreliert werden.[7] Über diese Wirkprinzipien konnten auch neue Anwendungen (Immunkomplexerkrankungen, Entzündungen, Autoimmunerkrankungen) erschlossen werden.

Es zeigte sich, dass Enzymkombinationen auch bei hoher Dosierung nur geringe Nebenwirkungsraten aufweisen. Diese Nebenwirkungen liegen sozusagen in der Natur der Sache. Die meisten dieser Hydrolasen sind Verdauungsenzyme und folglich betreffen die Nebenwirkungen den Verdauungstrakt mit Völlegefühl, Blähungen o.ä., die man in der Regel mit einer Dosisverminderung in den Griff bekommt.

Enzymtherapie bei Infektionserkrankungen

Bei viralen und bakteriellen Infektionen werden Enzymkombinationen – allein oder begleitend (adjuvant) – erfolgreich eingesetzt. Sie steigern die Abwehrleistung des Immunsystems, indem sie Makrophagen und NK-Zellen aktivieren, und sie beschleunigen die Entfernung von Immunkomplexen und von Zelldetritus.[8] Darüber hinaus wirken sie antiphlogistisch.

Akute bakterielle Infektionen müssen mit entsprechend wirksamen Antibiotika behandelt werden. Die zusätzliche Gabe von Enzymkombinationen verbessert das Ansprechen der Antibiotikatherapie. Weil Enzymkombinationen auch antiphlogistisch wirken, kann häufig auf die Gabe anderer antiphlogistischer Substanzen verzichtet werden. Denn diese Substanzen haben auch eine hemmende Wirkung auf das Immunsystem und zeigen bei längerer Anwendung eine Reihe von Nebenwirkungen. Die Systemische Enzymtherapie vereinigt hier die antiphlogistische Wirkung mit einer Steigerung der Immunabwehr. Bei Harnwegsinfektionen, Prostatitis und chronischen Atemwegserkrankungen konnte die Wirksamkeit einer „adjuvanten" Enzymtherapie durch plazebo-kontrollierte klinische Studien belegt werden.[9,10]

Aber auch bei viralen Erkrankungen hat sich die Enzymtherapie bewährt. Eingehend wurde die Wirkung bei der Behandlung des Herpes zoster untersucht, und die Enzymtherapie erwies sich der Standardtherapie mit Aciclovir ebenbürtig.[11,12] Enzymkombinationen zeigen auch bei hoher Dosierung nur geringe Nebenwirkungen, und es treten durch den Wirkmechanismus keine Resistenzbildungen auf.

Derzeit laufen darüber hinaus klinische Pilotuntersuchungen, bei denen die Enzymtherapie von Hepatitis C mit verschiedenen Standardtherapien (Ribavirin, Interferon) verglichen wird.[13] Die Enzymbehandlung zeigte sich in wesentlichen labormedizinischen und klinischen Parametern den Vergleichstherapien überlegen. Gleichzeitig konnte die

Menge der Viren um 50% vermindert werden. Diese Ergebnisse müssen allerdings noch in großangelegten klinischen Studien überprüft werden. Unter dem Aspekt des Nutzen-Risiko-Verhältnisses der Vergleichstherapien erscheint der Einsatz der Enzymtherapie bei Hepatitis C schon jetzt gerechtfertigt.

Adjuvante Tumortherapie

Ein Hauptansatzpunkt für die Entwicklung der Systemischen Enzymtherapie war die Verwendung in der adjuvanten Tumortherapie.[14] Tumorzellen geben Faktoren ab, die das Immunsystem hemmen. Durch die Enzymtherapie werden diese Faktoren (häufig Immunkomplexe, aber auch Fibrin usw.) abgebaut und die Zellen des unspezifischen Immunsystems, Makrophagen und NK-Zellen aktiviert.

Außerhalb der Erfahrungsheilkunde wurde das Konzept einer immunologischen Kontrolle von Tumorzellen lange als unwesentlich angesehen. Man konzentrierte sich mit großem Erfolg auf eine Verbesserung der Strahlentherapie und die Entwicklung neuer Konzepte der Chemotherapie. Bei einigen Tumorerkrankungen, insbesondere der kindlichen Leukämie, konnten überragende Erfolge erzielt werden. Diese Durchbrüche verschleierten, dass die Gesamtmortalität der Krebserkrankungen in den industrialisierten Ländern in den letzten 40 Jahren kaum eine Änderung zeigte.

Mittlerweile hatte sich die Bedeutung des Immunsystems für den Schutz vor Tumorzellen durch Beobachtung herausgestellt. Die HIV-Erkrankung ist mit einem erhöhten Risiko verbunden, an Tumoren wie dem Kaposi-Sarkom zu erkranken, welches bei nicht HIV-infizierten Personen vom Immunsystem verhindert wird. Aber auch Patienten, die nach Transplantationen lebenslang immunsuppressiv behandelt werden, zeigen ein erhöhtes Risiko, Tumore zu entwickeln.

Und neben diesen Beobachtungen waren es Durchbrüche in der immunologischen Forschung, die plötzlich zeigten, durch welche Mechanismen es zur Metastasierung kommt, wie Tumorzellen das Immunsystem blockieren oder bei welchen immunologischen Störungen Tumore besonders leicht entstehen. All diese Erkenntnisse förderten insgesamt die Akzeptanz einer „komplementären" Tumortherapie und lieferten gleichzeitig eine Erklärung für die hohe Wirksamkeit der Enzymtherapie in der adjuvanten Tumortherapie.

Tumorzellen bilden auf ihrer Oberfläche Moleküle, die sich auch auf weißen Blutkörperchen finden. Mit diesen Molekülen heften sich die weißen Blutkörperchen in Geweben wie den Lymphknoten an, und Tumorzellen, die diese Moleküle tragen, sind in der Lage, ebenfalls die Lymphknoten zu besiedeln. Es kommt zur „Adhäsion" der Tumorzellen, und deswegen nannte man diese Moleküle Adhäsionsmoleküle. Ein bestimmtes Adhäsionsmolekül, CD44, spielt für die Metastasierung des Brustkrebses eine außerordentliche Rolle. Experimente zeigten, dass sich CD44 wiederum mit Enzymen deutlich vermindern lässt.[15,16]

Ein weiteres Schlüsselmolekül ist der TGF-beta, ein Wachstumsfaktor. Tumore, die diesen TGF-beta ausschütten sind besonders aggressiv. Zum einen führt der TGF-beta dazu, dass bestimmte Moleküle, die eigentlich der Wundheilung dienen, vermehrt gebildet werden und damit die Tumorzelle sozusagen tarnen. Das ist die moderne Erklärung für den vor 40 Jahren postulierten Fibrinschleier der Tumorzellen. Zu allem Überfluss hemmt der TGF-beta das Immunsystem, wirkt also immunsuppressiv.[17]

Inwieweit die Erfolge der Enzymtherapie in der adjuvanten Tumortherapie auf einer Verminderung von CD44, von TGF-beta oder einer Aktivierung der Makrophagen und NK-Zellen beruht, muss allerdings noch geklärt werden. Das hängt damit zusammen, dass diese Laborwerte erst seit kurzem auch außerhalb spezieller Forschungszentren gemessen werden können und somit erst für einige ausgewählte Experimente Daten existieren.[18,19]

Abgesehen von zahllosen Beobachtungen in der naturheilkundlichen Arztpraxis, konnte die hohe Wirksamkeit der adjuvanten Enzymtherapie in zwei großen klinischen Studien bei Brustkrebs und dem Multiplen Myelom nachgewiesen werden.[20,21]

Das Befundmuster von erhöhtem TGF-beta und der vermehrten Bildung bestimmter „Matrix"-Moleküle findet sich auch bei Fibrosen, bei chronischen Entzündungen, besonders bei Nierenerkrankungen, und der Einsatz der Enzymtherapie liegt geradezu auf der Hand. In ersten Untersuchungen konnte die Richtigkeit dieser Vermutung bestätigt werden – unter Enzymtherapie vermindern sich einerseits die Fibrosen und andererseits wird weniger TGF-beta gebildet. Bei älteren Menschen findet sich meist ein erhöhter Spiegel an TGF-beta, sozusagen eine „Blutnarbe" für die vielen Gewebsreparaturen im Laufe des Lebens. Als Folge werden die Zellen des Immunsystems, Makrophagen, zytotoxische Zellen und NK-Zellen gehemmt. Damit ist die Entstehung von Tumoren begünstigt. Der erhöhte Spiegel an TGF-beta erhöht aber auch das Risiko der Bildung von Fibrosen und Sklerosen – hier steht die Arteriosklerose im Vordergrund. Die Systemische Enzymtherapie greift in diesen gestörten Regelkreis ein, verringert den Spiegel an TGF-beta, vermindert die Menge an Adhäsionsmolekülen und das Risiko der Arteriosklerose und aktiviert das Immunsystem.[22]

Akute und chronische Entzündungen (Autoaggressionserkrankungen)

Seit mehr als 30 Jahren wird die Enzymtherapie in der Erfahrungsheilkunde zur Behandlung von akuten und chronischen Entzündungen eingesetzt. Im Vordergrund standen zunächst die antiphlogistischen und antiödematösen Eigenschaften der Enzymkombinationen.

Sehr bewährt hat sich die Enzymtherapie bei der Behandlung von rheumatischen Erkrankungen (Weichteilrheumatismus, aktivierte Arthrosen). Vor ca. 15 Jahren wurde von Rheumatologen der Universität Wien der eindeutige Nachweis geführt, dass sich unter Enzymtherapie der Spiegel an pathogenen Immunkomplexen deutlich vermindert. Dieser Befund war sozusagen die Initialzündung für verschiedene Forschungsgruppen, sich mit der Enzymtherapie auseinander zu setzen. In der Folge fanden sie, wie oben für das a2-Makroglobulin beschrieben, immer mehr Schnittstellen zwischen Immunsystem und Enzymen, die wiederum das Anwendungsgebiet der Enzymtherapie erweiterten.[23,24,25]

Am naheliegendsten – und was die Experimente oder Studien betrifft, am eindeutigsten – waren die Befunde bei Krankheiten mit Immunkomplexbeteiligung wie Glomerulonephritis, Multipler Sklerose und eben den rheumatischen Erkrankungen.[26]

In den letzten Jahren konnte die immunologische Forschung zeigen, dass am Beginn jeder Entzündung auf Gewebszellen und auf Abwehrzellen bestimmte Muster von Adhäsionsmolekülen auftreten. Die Zellen treten über diese Adhäsionsmoleküle in Kontakt und schütten daraufhin entzündungsfördernde Zellbotenstoffe aus. In der weiteren Folge wird das Gewebe entweder von Zellen angegriffen oder durch pathogene Immunkomplexe zerstört.

Das ist an sich ein fein geregelter Mechanismus, um von Viren befallene Zellen zu zerstören, beschädigtes Gewebe zu eliminieren oder eingedrungene Mikroben zu bekämpfen.[27] Wenn dieses Geschehen aber zu heftig abläuft, in ein chronisches Geschehen übergeht oder gar selbstzerstörerisch eigenes Gewebe angreift (Autoimmunerkrankung), führt diese Aktivität des Immunsystems zur Schädigung sei es von Gelenken (rheumatischen Erkrankungen), von Nierengewebe (Immunkomplexablagerungen) oder Nervengewebe (Multiple Sklerose).

Die naheliegende und wirkungsvolle Therapie ist die Gabe immunsuppressiver Medikamente, die aber selbst wiederum – besonders bei langfristiger Anwendung – durch die Blockade des Immunsystems mit erheblichen Nebenwirkungen behaftet ist.

Die Enzymtherapie dagegen greift regulierend in das Entzündungsgeschehen ein und führt zur Normalisierung. Wie kann man sich erklären, dass dies nur bis zu einer Normalisierung läuft? Enzyme entfalten eine um so stärkere Wirkung, je mehr Substrat ihnen angeboten wird. Denn Enzym und Substrat müssen sich für eine Reaktion räumlich treffen, und je mehr Substrat vorhanden ist, desto wahrscheinlicher trifft ein Enzym auf ein Substrat. Hier sind bestimmte Adhäsionsmoleküle das Substrat, und nur wenn sehr viele von ihnen vorhanden sind, kommt es auch zu einer deutlichen Verminderung der Adhäsionsmoleküle. Es erfolgt aber keineswegs eine „Vollbremsung", sondern nur eine Normalisierung, wohingegen bei einer Immunsuppression die Immunreaktionen auch über das notwendige Maß gestoppt werden.

Bei all jenen Studien mit Enzymkombinationen, bei denen man auch entsprechende Laborparameter verfolgen konnte, fand man dieses bemerkenswerte Muster eines Herunterfahrens erhöhter Mengen an Adhäsionsmolekülen oder der erhöhten Spiegel von Botenstoffen, Wachstumsfaktoren usw.

In den letzten Jahren konnte nachgewiesen werden, dass und wie das Immunsystem als zentrale Schnittstelle bei Wundheilung, entzündlichen Erkrankungen, Autoimmunerkrankungen oder der Krebsentstehung beteiligt ist.

Die Systemische Enzymtherapie erfüllt in idealer Weise die Forderung, ein entgleistes Immunsystem einzuregeln, ohne überschießend zu einer Immunsuppression zu führen. Das erklärt ihre hohe Wirksamkeit bei gleichzeitig niedriger Nebenwirkungsrate.[28,29]

Literatur

1   WOLF, M.; RANSBERGER, K. (Hrsg.) (1970): *Enzymtherapie*. Wien: Maudrich Verlag

2   SEIFERT, J. ET AL. (1979): *Die Resorption eines proteolytischen Enzyms pflanzlichen Ursprungs aus dem Magen-Darm-Trakt in das Blut und die Lymphe von erwachsenen Ratten*. Z. Gastroenterol. 17, 1

3   SEIFERT, J. ET AL. (1990): *Quantitative Untersuchungen zur Resorption von Trypsin, Chymotrypsin, Amylase, Papain und Pankreatin aus dem Magen-Darm-Trakt nach oraler Applikation*. Allgemeinmedizin 19, 132

4   GARDNER, M. L. G. ET AL.(1995): *Absorption of orally administered enzymes.* Springer Veriag, Berlin

    HEUMANN, D. ET AL. (1988): *Immunomodulation by (a2-Makroglobulin and a2-Makroglobulin-*
5   *proteinase complexes: the effect on the human T-lymphocyte response.* Eur. J. Immunol. 18, 755.

6   FEIGE, J.-J. ET AL. (1996): *a2-Makroglobulin: a binding protein for transforming growth factor-b and various cytokines.* Horm. Res. 45, 227

7   STEFFEN, C.; MENZEL, J. (1985): *Grundlagenuntersuchungen zur Enzymtherapie bei Immunkomplexkrankheiten.* Wien. Klin. Wschr. 97, 376

8   DESSER, L. ET AL. (1 994): *Proteolytic enzymes and amylase induce cytokine production in human peripheral blood mononuclear cells in vitro.* Cancer Biotherapy 9 (3), 253

9   SCHLÜTER, P. ET AL. (1996): *Harnwegsinfektionen – Behandlung mit hydrolytischen Enzymen.* TW Urologie Nephrologie 8, 276

10 SCHLÜTER, P. (1 993): *Efficacy and tolerance of oral enzyme therapy in chronic prostatitis.* European J. for Infectious and Immunolog. Diseases 2, 57

11 BILLIGMANN, P. (1995): *Enzymtherapie – eine Alternative bei der Behandlung des Zoster.* Fortschritte der Medizin 113, 39

12 UFFELMANN, K. (1 996): *Enzymtherapie zur Behandlung des Zoster.* Der Allgemeinarzt 18, 146

13 STAUDER, G.; KABIL, S.(1997): *Oral enzyme therapy in Hepatitis C patients.* Int. J. Immunotherapy XIII (3/4), 153

14 KLASCHKA, F. (1996): *Neue Perspektiven in der Tumortherapie.* Forum Medizin Verlagsges.

15 TANABE, K. K. ET AL. (1994): *The CD44 adhesion molecule and metastasis.* Critical Reviews in Oncogenesis 5, 201.

16 CHOUAIB, S. ET AL. (1997): *The host-tumor immune conflict: from immunosuppression to resistance and destruction.* Immunology Today 18, 493

17 KEKOW, J. ET AL. (1992): *Transforming-Growth-Factor : Wirkungsweise und klinische Bedeutung.* Dtsch. med. Wschr. 117, 228

18 GRABOWSKA, E. ET AL. (1997): *Bromelain proteases suppress growth, invasion and lung metastasis of B16F10 mouse melanoma cells.* Int. J. of Oncology 11, 243

19 SEBEKOVA, K. ET AL. (1997): *Effects of Protease therapy in the remnant kidney model of progressive renal failure.* Miner Electrolyte Metab 23, 291

20 SAKALOVA, et al. (1 998): *Survival analysis of an adjuvant therapy with oral enzymes in multiple*

myeloma patients. British Journal of Haematology 102, 353

21   N.N. (1999): *Modulierung des Immunsystems mit Enzympräparaten unterstützt die Standardtherapie.* Int. Welt, Onkologie, 29

22   GACIONG, Z. ET AL. (1 996): *Beneficial effect of proteases on allograft arteriosclerosis in a rat aortic model.* Nephrology Dialysis Transplantation 11 (6), 987

23   KLEIN, G. ET AL. (1997): *Phlogenzym® in der Behandlung der Periarthropathia humeroscapularis tendopathica simplex.* Arzt + Praxis, Heft 781.

24   KLEIN, ET AL. (1999): *Schmerzreduktion durch eine orale Enzymtherapie bei rheumatischen Erkrankungen.* Wiener Med. Wochenschrift 149, 577–580.

25   KLEIN, G. ET AL. (2000): *Short-term treatment of painful osteoarthritis of the knee with oral enzymes.* Clin. Drug Invest. 2000 Jan.: 19 (1).

26   BAUMHACKL U. (1996): *Ergebnisse einer Pilotstudie zur Verabreichung eines oralen Enzympräparates bei Multipler Sklerose.* System. Enzymtherapie, Wrba et al. (Hrsg.)

27   LEHMANN P. V. (1995): *Beeinflussung der autoimmunen T-Zell-Antwort durch hydrolytische Enzyme: der molekulare Mechanismus.* 25th Working Symposium „Systemic Enzyme Therapy", Vienna.

28   WRBA H. ET AL. (1998): *Enzyme – Wirkstoffe der Zukunft. Stärkung des Immunsystems durch Enzymtherapie. Entzündungen, Rheuma, Viruserkrankungen, Krebs.* Landsberg: Ecomed

29   WRBA H. (1995): *Kombinierte Tumortherapie. Grundlagen, Möglichkeiten und Grenzen adjuvanter Methoden.* Hippokrates Verlag Stuttgart.

Weiterführende Literatur

Ganzheitliche Medizin allgemein

BARASCH, M. I.: Ich suche meine Seele und wurde gesund. Bern-München: Scherz 1996

BAHR, H.-E.; KAST, V.: Lieben, loslassen und sich verbinden. Stuttgart: Kreuz 1998

BETTSCHART, R.; GLAESKE, G.; KOFLER, B. ET AL.: Kursbuch Schmerz. Ursachen, Medikamente und Behandlungsmethoden der Schulmedizin und Alternativmedizin. Köln: Kiepenheuer & Witsch 1997

DAVID, M.; BORDE, TH.; KENTENICH, H.: Migration und Gesundheit. Zustandsbeschreibungen und Zustandsmodelle. Frankfurt: Mabuse 1999

GRÜN, A.: Gut mit sich selbst umgehen. Mainz: Matthias Grünewald 1999

HERZ, G.: Menschliches Leben, Krankwerden und Geheiltwerden in der hebräischen Bibel. Vortrag im Haus der Stille. Berlin 1998

HIRSCHBERG, C.; BARASCH, M. J.: Unerwartete Genesung. Freiburg: Droemer Knaur 1995

KAST, V.: Sich wandeln und sich neu entdecken. Freiburg: Herder 1996

KAST, V.: Wege aus Angst und Symbiose, Märchen psychologisch gedeutet. Zürich: Walter 1991

KRATKY, K. W.; Wallner, F.: Grundprinzipien der Selbstorganisation. Darmstadt: Wissenschaftliche Buchgesellschaft 1990

LE SHAN: Diagnose Krebs. Wendepunkt und Neubeginn. Stuttgart: Klett Cotta 1998

LEWIS, C. S.: Über die Trauer. Mit einem Vorwort von Verena Kast. Düsseldorf-Zürich:. Benzinger 1998

MERTON, T.: Im Einklang mit sich und der Welt. Zürich: Diogenes 1992

SANDER, E.-M.: Ich hatte Krebs und wurde gesund. München: Nymphenburger 1997

SIMONTON, O. C.: Auf dem Wege der Besserung. Reinbek bei Hamburg: Rowohlt 1995

SIMONTON, O. C.: Wieder gesund werden. Reinbek bei Hamburg: Rowohlt 1992

STACHER, A.(HRSG.): Ganzheitsmedizin. Zweiter Wiener Dialog Wien: Facultas 1991

STEINHILPER, R.(HRSG.):Begegnen, berühren, heilen. Stuttgart: Quell 1991

THICH NHAT HANH: Ein Lotus erblüht im Herzen. München: Goldmann 1995

WEIMANN, G.: Arbeitsbuch Physikalische Therapie. Stuttgart: Hippokrates 1993

WILBER, K.: Mut und Gnade. Bern-München: Scherz 1996

ZWEITES WISSENSCHAFTLICHES EINSIEDLER SYMPOSIUM. Transkripte und Manuskripte der Symposiumsbeiträge. Paracelsus Heute, Stiftung für zeitgemäße Praxis und kritische Wissenschaft in der Medizin, Einsiedeln 1996

Akupunktur

HECKER, H.-U.; STEVELING, A.; PEUKER, E.: Taschenlehrbuch der Akupunktur: Körperpunkte, Ohrpunkte, Triggerpunkte. Stuttgart: Hippokrates 1999

HEMPEN: dtv-Atlas zur Akupunktur. München: dtv 1999

SCHULER, W.C.: Akupunktur in der Geburtsheilkunde. Stuttgart: Hippokrates 1999

SCOTT, J.: Akupunktur-Behandlung bei Kindern. Kötzting: Verlag für Ganzheitliche Medizin 2000

STUX, G.: Einführung in die Akupunktur. Berlin: Springer 1994

Anthroposophisch-medizinische Literatur

FINTELMANN, V.: Intuitive Medizin – Einführung in die anthroposophisch ergänzte Medizin. Stuttgart: Hippokrates 1988

HUSEMANN, WOLFF: Das Bild des Menschen als Grundlage der Heilkunst. Band I-II. Stuttgart: Freies Geistesleben 1991

SCHÖFFLER, H.H.: Anthroposophische Medizin – Eine Erstinformation. Dornach: Verlag am Goetheanum 1986

SIEWEKE, HERBERT: Anthroposophische Medzin. Dornach: Verlag am Goetheanum
Bd.I 1982, Bd. II 1967

WOLFF, O.: Anthroposophische Medizin und ihre Heilmittel. Stuttgart: Freies Geistesleben 1991

Atem

CARDAS, E.: Atmen, Lebenskraft befreien. München: Gräfe und Unzer 1996

MIDDENDORF, I.: Der Erfahrbare Atem. Eine Atemlehre. Paderborn: Junfermann 1990

MIDDENDORF, I.: Die Psychosomatische Wirklichkeit im Erfahrbaren Atem. Vortrag zum AFA-Kongreß im Oktober 1985

SCHEUFELE-OSENBERG, M.: Atemschulung für seelisches und körperliches Gleichgewicht. Düsseldorf-Wien: Econ 1994

Ayurveda

LAD, V.: Das Ayurveda Heilbuch. Aitrang: Windpferd 1999

LAD, V., FRAWLEY, D.: Die Ayurveda Pflanzenheilkunde. Aitrang: Windpferd 2000

RANADE, S.: Ayurveda – Wesen und Methodik. Heidelberg: Haug 1997

SACHS, M.: Ayurveda – natürlich, schön und gesund. Aitrang: Windpferd 1996

THAKKUR, C. G.: Das ist Ayurveda. Freiburg: Bauer 1994

VERMA, V.: Ayurveda – Der Weg des gesunden Lebens. München: Heyne 1998

ZOLLER, A., NORDWIG, H.: Heilpflanzen der ayurvedische Medizin. Heidelberg: Haug 1997

Entspannung

EBERWEIN, W.: Abenteuer Hypnose. Heilung durch Trance. München: Kösel 1996

EBERWEIN, W.: Schütz, Gerhard: Kunst der Hypnose. Dialog mit dem Unbewußten. Paderborn: Junfermann 1996

EBERWEIN, W.: Biodynamik. Zen in der Kunst der Körperpsychotherapie. Paderborn: Junfermann 1996

EBERWEIN, W.: div. Trance-CDs. München: Kösel 1996-1998:

- Selbstheilungskräfte in der Seele entfalten

- Angst verwandeln in Gelassenheit

- Morgen kann ich darüber lächeln

- Den Traumpartner finden

FONTANA, D.: Kursbuch Meditation. Frankfurt: Fischer 1997

KRAFT, H.: Autogenes Training. Stuttgart: Hippokrates 1998

LEVINE, S.: Sein lassen. Bielefeld: Context 1992

Ernährungstherapie

ANEMÜLLER, H.: Das Grunddiätsystem. Leitfaden der Ernährungstherapie mit vollwertiger Grunddiät. Stuttgart: Hippokrates 1998

FAHRNER, H.: Fasten als Therapie. Stuttgart: Hippokrates 1991

LÜTZNER, H.: Aktive Diätetik. Stuttgart: Hippokrates 1993

ZIMMERMANN, W.: Gewicht – leicht gemacht. Stuttgart: Sonntag 1997

Ethno-Medizin

BINDER-FRITZ, C.: Whaka Whanau. Geburt und Mutterschaft bei den Maori in Neuseeland. Frankfurt: Peter Lang 1996

GOTTSCHALK-BATSCHKUS, PRINZ, SCHIEFENHÖVEL, SCHULER (HRSG.): Ethno-Medizin. Medizinanthropologie und Medizinethnologie. Neckarsulm: Natura Med 1999

KOHNEN, N.(HRSG.): Kognition – Krankheit – Kultur. Ethnomedizin. Wahrnehmung von Körper und Krankheit in verschiedenen Kulturen. Berlin: VVB 1997

KRATKY, K. W.: Elements and tempers – thinking in analogies among the old Greeks, in India and China. in: Lasker, Koizumi, Okayama (Eds.), Proceedings of the Focus Symposium om Helth, Healing and Medicine Vol. II. Ontario: Windsor 1996

PFLEIDERER, B.; GREIFELD, K.; BICHMANN, W.: Ritual und Heilung. Eine Einführung in die Ethnomedizin. Berlin: Dietrich Reimer 1995

Feng Shui

LAM KAM CHUEN: Das Feng Shui Handbuch. Sulzberg: Joy 1996

LAM KAM CHUEN: Das Persönliche Feng Shui. Sulzberg: Joy 1998

LIM, J.: DR.: Feng Shui und Gesundheit.Sulzberg: Joy 1997

SPEAR, W.: Die Kunst des Feng Shui. München: Knaur 1996

TOO, L.: Enzyclopädie des Feng Shui. Köln: Könemann 2000

WILHELM, R.: I GING. München: Diederichs 1998

Homöopathie

APPELL, R.G.(HRSG.): Homöopathie 150 Jahre nach Hahnemann. Standpunkte und Perspektiven. Heidelberg: Haug 1994

DORCSI, M.: Homöopathie heute. Reinbeck bei Hamburg: Rowohlt 1994

ENDLER, P.C. UND STACHER, A.(HRSG.): Niederenergetische Bioinformation. Physiologische und Physikalische Grundlagen der Bioresonanz und Homöopathie. Wien: Facultas 1997

LEERS, H.: Einfache Homöopathie in Fallbeispielen. Heidelberg: Hüthing Medizinverlag/Haug 1996

MUKERJEE-GUZIK, SH.: Homöopathie in der Praxis: Anwendungsbeispiele für Einsteiger. Essen: KVC 1999

SCHMITZ, M. (HRSG.): Strömungen der Homöopathie: Konzepte – Lehrer – Verbreitung. Essen: KVC 2000

STUMPF, W.: Homöopathie: Selbstbehandlung, zuverlässige Mittelwahl, erste Hilfe. München: Gräfe und Unzer 2000

WIESENAUER, M.; BERGER, R.: Homöopathie für's Kind. Stuttgart: Medpharm Scientific Publishers 1998

Krankenpflege

CAMPS, A.: Menschenkundliche Aspekte zur Qualiät in der Pflege. in: Rundbrief Michaeli 1991 des Verbands anthroposophisch orientierter Pflegeberufe e.V.. Unterlengenhardt: Urachhaus 1991

HIEB, S.: Handbuch häusliche Krankenpflege. München: Heyne 1997

VAN BETHEM, BOS, DA LA HOUSSAYE: Krankenpflege zu Hause. Stuttgart: Freies Geistesleben 1996

Kinderheilkunde und Geburtshilfe

BAUER, D. ET AL.: Gespräche mit Ungeborenen. Stuttgart: Urachhaus 1984

GOEBEL, GLÖCKLER: Kindersprechstunde. Stuttgart: Urachhaus 1988

GLÖCKLER, M.: Elternsprechstunde. Stuttgart: Urachhaus 1989

HASSAUER, W.: Die Geburt der Individualität. Menschwerdung und moderne Geburtshilfe, Stuttgart: Urachhaus 1984

ZUR LINDEN, W.: Geburt und Kindheit. Frankfurt: Klostermann 1982

Naturheilverfahren

ALLHOFF, P.C. ET AL. (HRSG.): Präventivmedizin – Praxis, Methoden, Arbeitshilfen. Loseblatt-Edition, Berlin: Springer 1995

BACHMANN, R.: Naturheilverfahren, klassische Methoden in Bild und Text. Stuttgart: Hippokrates 1996

BETTSCHART, GLAESKE, LANGBEIN, SALLER, SKALNIK: Bittere Naturmedizin. Wirkung und Bewertung der alternativen Behandlungsmethoden, Diagnoseverfahren und Arzneimittel. Köln: Kiepenheuer & Witsch 1995

BÜHRING, M.: Naturheilkunde – Grundlagen, Anwendungen, Ziele. München: Beck 1997

HARTH, V.: Praxis der Naturheilverfahren. Tabell. Übersicht zur Stufentherapie. Stuttgart: Hippokrates 1992

LINDEMANN, H.: Einfach entspannen. Psychohygiene-Training bei Schlaflosigkeit, Angstzuständen, Blutdruckproblemen und anderen psychosomatischen Störungen. München: Heyne 1996

MATEJKA, R.: Moderne Konstitutionstherapie in der ärztlichen Praxis. Stuttgart: Hippokrates 1998

MAYELL, M.: Erste Hilfe mit Naturheilmitteln. Was hilft im Notfall? Weiyarn: Seehamer 1997

OELZE, F.: Naturheilverfahren bei Herz-Kreislauferkrankungen. Stuttgart: Hippokrates 1994

PFLUGBEIL, K. J., NIESTROJ, I.: Gesundheit aus dem Bauch. München, Wien, Zürich: BLV 1994

PSCHYREMBEL: Wörterbuch der Naturheilkunde. Berlin: de Gruyter 1996

SCHIMMEL, K. CH.(HRSG.): Lehrbuch der Naturheilverfahren, 2. Bd. Stuttgart: Hippokrates 1990

Gesünder leben – natürlich heilen. Stuttgart: Das Beste 1985

Pflanzenheilkunde

HÄNDEL, HAAS: Therapie mit Phytopharmaka. Berlin: Springer 1984

WEISS, R.F.: Lehrbuch der Phytotherapie. Stuttgart: Hippokrates 1999

Psychiatrie

TREICHLER, R.: Die Entwicklung der Seele im Lebenslauf. Stuttgart: Freies Geistesleben 1990

TCM und Tibet

ASCHOFF, J. C.: Kommentierte Bibliographie zur tibetischen Medizin (1789–1995). Ulm: Fabri 1996

ASSHAUER, E.: Heilkunst vom Dach der Welt – Tibets sanfte Medizin. Freiburg im Breisgau: Herder 1997

CHOEDRAK, T.: Ganzheitlich leben und heilen. Freiburg im Breisgau: Herder 1994

FIEDELER, F.: Yijing. Das Buch der Wandlungen. München: Diederichs 1996

FIEDELER, F.: Ying und Yang. Köln: DuMont 1993

FOCKS, C.; HILLENBRAND, N.: Leitfaden Traditionelle Chinesiche Medizin. München: Urban & Fischer 2000

KAPTCHUK, T.: Das große Buch der chinesischen Medizin. München: Heyne 1983

KIRSCHBAUM, B.: Atlas und Lehrbuch der chinesischen Zungendiagnostik. Kötzting: Verlag für Ganzheitliche Medizin 1998

KUNKEL, C.: Chinesische Fünf-Elemente-Ernährung. Niedernhausen: Falken 1997

MACIOCIA, G.: Die Grundlagen der chinesischen Medizin. Kötzting: Verlag für Ganzheitliche Medizin 1994

MACIOCIA, G.: Die Praxis der chinesischen Medizin. Kötzting: Verlag für Ganzheitliche Medizin 1997

MACIOCIA, G.: Zungendiagnose in der chinesischen Medizin. Uelzen: Medizinisch Literarische Verlagsgesellschaft 1997

MACIOCIA, G.: 42 erprobe TCM-Rezepturen. Stuttgart: Hippokrates 2000

NGUYEN VAN NGHI: Pathogenese und Pathologie der Energie in der chinesischen Medizin. Uelzen: Medizinisch Literarische Verlagsgesellschaft 1989

REICHLE, F.: Das Wissen vom Heilen – Tibetische Medizin. Bern, Stuttgart, Wien: Haupt 1998

REICHLE, F.: Video „Das Wissen vom Heilen". München: Arthaus 1998

UNSCHULD, P.H.: Medizin in China. München: Beck 1980

Yoga

Der Weg des Yoga. Handbuch für Übende und Lehrende. BDY (Hrsg.). Petersburg: Via Nova 1991

EBERT, D.: Physiologische Aspekte des Yoga. Leipzig: Thieme 1986 (1. Auflage), 1988 (2. Auflage); Stuttgart: Fischer 1986

YOGA-DAKSHANA, BDY (HRSG.): Yoga – Begegnungen, Erfahrungen, Perspektiven. Berlin: Logos 1995

Autorinnen und Autoren

Jürgen C. Aschoff, Prof. Dr. med., Leiter der neurologischen Ambulanz der Universität Ulm, Klinikum

Karin Bandelin, Dr. med., Ärztin für Homöopathie, ärztliche Praxis in Berlin-Zehlendorf, Vorsitzende des Berliner Vereins homöopathischer Ärzte

Christine Binder-Fritz, Dr. phil, Ethnologin, Lehrbeauftragte am Institut für Geschichte der Medizin und am Institut für Ethnologie der Universität Wien, Durchführung von Fortbildungen zur Transkulturellen Pflege und MigrantInnenversorgung für Pflegepersonal, Allgemeines Krankenhaus Wien

Malte Bühring, Prof, Dr. med., Arzt für Innere Medizin – Naturheilverfahren – Physikalische Therapie, Chefarzt der IV. Inneren Abteilung – Naturheilweisen – am Krankenhaus Moabit in Berlin; Lehrstuhl am Klinikum Benjamin Franklin der Freien Universität Berlin

Choe Tae Sun (Byong-Oh Sunim, Mönch), Buddhistischer Bikku (Dharma Meister), Bo Mun Sa Verein der Internationalen Buddhistischen Religion und Kultur Berlin e.V.

Govin Dandekar, Dr. med., Facharzt für Urologie, Ayurvedaarzt, tätig in eigener Praxis in Kressbronn und im Ayurveda-Zentrum in München

Brenda Davies, Dr. med., Psychiaterin, Geistheilerin, Mitglied der Arbeitsgruppe Komplementär- und Alternativmedizin des britischen Parlaments, Mitglied des britischen Ärzte-Heiler-Netzwerks, tätig in eigener Praxis und an der Bowdenhouse Clinic, Edward House, in London.

Dietrich Ebert, Dr. med., Facharzt für Physiologie, wissenschaftliche Arbeiten am Carl-Ludwig-Institut für Physiologie der Universität Leipzig, Vorsitzender der Wissenschaftlichen Gesellschaft für Yoga und Traditionelle Indische Medizin e.V.

Werner Eberwein, Diplom-Psychologe, Hypnose- und Körperpsychotherapeut, NLP-Master, Leiter des Ki-Zentrums für Psychotherapie und des Instituts für Hypnodynamik in Berlin, Ausbilder und Supervisor der Deutschen Gesellschaft für zahnärztliche Hypnose, Autor diverser Veröffentlichungen zum Thema Hypnose- und Körperpsychotherapie sowie mehrerer Trance-CDs, Seminar- und Vortragstätigkeit

Uschi Hähn, Wirtschaftssinologin, Heilpraktikerin, Projektleitung: Chinesische Medizin und Gesundheitsförderung beim Deutschen Roten Kreuz, Kreisverband Bremen e.V.

Christoph Kranich, Diplom-Pädagoge, Leiter des Fachbereichs Gesundheitsdienstleistungen der Verbraucher-Zentrale Hamburg e.V.

Christiane Ley, Dr. med., Fachärztin für Kinderheilkunde in Berlin, Tätigkeit im Bereich der Früherkennnung und Betreuung behinderter Kinder und Familien, Ausbildung zur Therapeutin für klassische Homöopathie, Ausbildung zur Atemtherapeutin für den Erfahrbaren Atem am Institut von Frau Prof. Ilse Middendorf

Lu Jin Chuan, Prof. für Traditionelle Chinesische Medizin und Akupunktur in Peking, Vorsitzender der Expertenkommission für die Forschung innerhalb der Tai Ji – Kultur, Repräsentant der daoistischen Schule des Tai Ji (Tai Ji Men)

Harald Matthes, Dr. med., Facharzt für Innere Medizin, Leitender Arzt am Gemeinschaftskrankenhaus Havelhöhe, Klinik für anthroposophisch erweiterte Heilkunst, Innere Abteilung, Berlin

Ilse Middendorf, Prof., Gründerin und Leiterin des ehemaligen Instituts für Atemtherapie und Atemunterricht in Berlin, heute bekannt als Ilse-Middendorf-Institut für den erfahrbaren Atem (Berlin – Beerfelden – Odw.)

Ole Nydahl, Lama, buddhistischer Lehrer, in den 70er Jahren gemeinsam mit seiner Frau die ersten westlichen Schüler des 16. Karmapa, lehrt seit mehr als 20 Jahren den Diamantweg des tibetischen Buddhismus

Otto Pecher, Dr. med., Enzymforschung, medizinischer Mitarbeiter der MUCOS Pharma GmbH

Fritz-Albert Popp, Prof., Dr. rer. nat., Diplomphysiker, Visiting Professor, Vizepräsident des International Institute of Biophysics e.V., IIB, Neuss, war über längere Zeit Dozent an der Universität Marburg und Leiter einer Forschungsgruppe an der Universität Kaiserslautern

Clemens Prost, Arzt für Chinesische Medizin, Dozent für Chinesische Medizin, stellvertretender Leiter der dreijährigen SHOU ZHONG-Berufsergänzungsschule für Chinesische Medizin in Potsdam, eigene Praxis in Berlin-Kreuzberg

Klaus Ch. Schimmel, Dr. med., Facharzt für Innere Medizin /Naturheilverfahren, Kur- und Badearzt, Homöopathie, Chefarzt i.R; Hauptschriftleiter der

Ärztezeitschrift für Naturheilverfahren (1980-1997), Postpräsident und Ehrenvorsitzender des Zentralverbandes der Ärzte f. Naturheilverfahren, Stuttgart (1980-1995), Mitglied der Arzneikommission E – Phytopharmaka – beim Bundesgesundheitsamt (1978-1995), Mitglied des Präsidiums des Deutschen Ärztetages (1980-1991), Mitglied des geschäftsführenden Vorstandes des Hartmannbundes, Verband der Ärzte Deutschlands, Bonn (1988-1993)

Marion Schneider, Betriebswirtin, Historikerin, Mitbegründerin der staatlich anerkannten Fachschule für Physiotherapie und Masseure in Bad Sulza, Inhaberin und Betreiberin des Klinikzentrums (Rehabilitationsklinik und Hotel Wellness) Bad Sulza

Dirk Schubert, PD, Dr. ing., Stadtplaner, Stadterneuerungs- und Wohnungswesen, Arbeitsbereich Städtebau III, Technische Universität Hamburg-Harburg

Bildnachweis

K. H. Meiser, Berlin

Titelbild

Ch. Binder-Fritz, Wien

Maori-Heiler   S. 51

Bildarchiv, c/o Haus Schwarzenberg, A. Haug

Buddha des grenzenlosen Lichts   S. 61

D. Schubert, Hamburg

Der Architekt als Arzt   S. 69

Deutsche Homöopathie-Union, Karlsruhe

Samuel Hahnemann   S. 93

Chinarinde   S. 94

U. Hähn, Bremen

Uni-Klinik Longhua in Shanghai   S. 102/103

J. Aschoff, Ulm

Eindrücke aus dem Krankenhaus für tibetische Medizin in Lhasa   S. 137/138

G. Dandekar, Kressbronn

Heilgott Dhanvantari S.161

Ayurvedische Behandlung S.168/169

Gemeinschaftskrankenhaus Havelhöhe

Maltherapie 1–4 S.175